अपने अनुशासनहीन बच्चों को कैसे सुधारें

आपकी थोड़ी सी सतर्कता एवं सूझबूझ आपके बच्चों को देगी सुन्दर और सफल भविष्य

चुन्नीलाल सलूजा

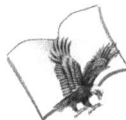

वी एण्ड एस पब्लिशर्स

प्रकाशक

वी एण्ड एस पब्लिशर्स

F-2/16, अंसारी रोड, दरियागंज, नयी दिल्ली-110002
☎ 23240026, 23240027 • *फैक्स:* 011A23240028
E-mail: info@vspublishers.com • *Website:* www.vspublishers.com

शाखाः हैदराबाद
5-1-707/1, ब्रिज भवन (सेन्ट्रल बैंक ऑफ इण्डिया लेन के पास)
बैंक स्ट्रीट, कोटी, हैदराबाद-500 095
☎ 040-24737290
E-mail: vspublishershyd@gmail.com

शाखा : मुम्बई
जयवंत इंडस्ट्रिअल इस्टेट, 2nd फ्लोर - 222,
तारदेव रोड अपोजिट सोबो सेन्ट्रल मॉल, मुम्बई - 400 034
☎ 022-23510736
E-mail: vspublishersmum@gmail.com

फ़ॉलो करें:

हमारी सभी पुस्तकें **www.vspublishers.com** पर उपलब्ध हैं

मुद्रक: **रेप्रो नॉलेजकास्ट लिमीटेड, ठाणे**

प्रकाशकीय

वी एण्ड एस पब्लिशर्स पिछले अनेक वर्षों से जनहित व आत्मविकास सम्बन्धी पुस्तकें प्रकाशित करते आ रहे हैं। पुस्तक प्रकाशन की अगली कड़ी में हमने **'अपने अनुशासनहीन बच्चों को कैसे सुधारें'** पुस्तक प्रकाशित किया है।

बच्चे अकसर माता-पिता एवं अपने परिवारजनों के अधिक लाड़-प्यार के कारण काफी उद्दंड हो जाते हैं। ये बच्चे इस हद तक बिगड़ैल बन जाते हैं कि आगे चलकर अभिभावकों के लिए इन्हें काबू मे रखना मुश्किल हो जाता है। ऐसे बच्चे समाज तथा स्कूल में अपने माता-पिता का नाम बदनाम करते ही हैं, बल्कि अपना भविष्य भी अंधकारमय बना लेते हैं। ऐसे में इन बच्चों की शरारतों पर शुरू से ही अंकुश रखने की आवश्यकता होती हैं ।

इन बातों को ध्यान में रखते हुए प्रस्तुत पुस्तक में इन्हें काबू में रखने हेतु कई महत्त्वपूर्ण बिन्दुओं पर प्रकाश डाला गया है। अगर अभिभावक इस पुस्तक में वर्णित तथ्यों, जैसे- बच्चों की जिद और जीवन पर उसका प्रभाव, आलस्य पढ़ाई में ऊब, काम से जी चुराना, लक्ष्यहीनता पलायनवादी प्रवृत्ति आदि अवगुणों को शुरू से ही पनपने नहीं दें, तो निश्चय ही उनके बच्चे आगे चलकर उनका और देश का नाम रोशन करेंगे। इस पुस्तक में बच्चों के बिगड़ने सम्बन्धी कई ऐसे अवगुणों के बारे में बताया गया है, जिसके बारे में जानकर अपने बच्चों की बिगड़ैल प्रवृत्ति पर आसानी से अंकुश लगाकर उन्हें काबू में रख सकेंगे।

यह पुस्तक उन अभिभावकों के लिए विशेष तौर पर लाभदायक सिद्ध होगी जिनके बच्चे अत्याधिक लाड़-प्यार का बेजा फायदा उठाकर बिगड़ गए हैं।

विषय-सूची

बिगड़ैल बच्चे आज राष्ट्र की एक ऐसी समस्या है, जिससे पारिवारिक, सामाजिक, राष्ट्रीय, यहां तक कि समूचा जीवन ही प्रभावित हो रहा है। ऊपर से अर्थिक प्रभावों से अपराध बढ़ रहे हैं। सम्पूर्ण व्यवस्था भंग होने लगी है। परिवारों में उपजा यह बिगड़ाव घरों से निकल कर सड़कों, होटलों, स्कूल कॉलेजों तक पहुँच रहा है, जहां इसका हिंसात्मक रूप कानून और व्यवस्था पर प्रश्न चिन्ह बन रहा है। हाई-फाई कलचर और नशे की ओर आकृष्ट हो रही यह युवा पीढ़ी अपने को बड़ा और प्रगतिशील दिखाने का स्वांग रच रही है। भ्रष्ट राजनीतिज्ञ इस बिगड़ाव को हवा दे रहे हैं। क्या है इस सारी व्यवस्था का समाधान?... इन सभी समस्याओं का एक सम्पूर्ण दस्तावेज!

- एक समीक्षक की नज़र में

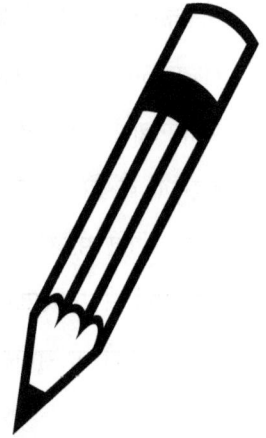

आत्मघाती सोच-चुगली की आदत

मनोवैज्ञानिक वि लेषणकर्ताओं ने व्यक्ति के बिगाड़ की ुरूआत बाल्यकाल से मानी है। सत्ताा पाने की इच्छा बाल्यावस्था से ही बच्चों के मन में पैदा होने लगती है। बच्चों की सारी क्रियाएं इसी इच्छा पर केंद्रित होती हैं। मां की गोद में किसी अन्य बच्चे को देख कर बच्चा अपनी आपत्तिा या विरो ा प्रद िंत करता है। सत्ताा प्राप्ति की इस इच्छा को मूर्त रूप देने और वह अपने प्रतिद्वंद्वियों को पराजित करने के लिए जिन हथकंडों को अपनाता है, उनमें आगे चलकर झूठ और चुगली वि ोष रूप से जुड़ जाते हैं। चुगली करके जहां वह अपने पक्ष में समर्थन जुटाता है, वहीं दूसरों की स्थिति को कमजोर बनाने का भ्रम भी पालता है।

घर के अंदर और बाहर जब बच्चों का संपर्क साथी बच्चों से होता है, तो वे अपने मन के भावों को दूसरों के समक्ष प्रस्तुत करना चाहते हैं। वे चाहते हैं कि उनके अनुभवों को भी अभिभावक बड़ी रुचि से सुनें, लेकिन अभिभावकों की सोच इसके विपरीत होती है और वे इन अनुभवों को 'बच्चों की बातें' कह कर निरर्थक समझते हैं। इसलिए बच्चे अपने इन अनुभवों को कल्पना शक्ति के पंख लगाकर कुछ इस प्रकार से प्रभावशाली तथा आकर्षक बनाते हैं कि संपर्क में आने वाले लोग इन अनुभवों को महत्व दें। इसलिए बच्चे अपने अनुभवों में झूठ का सहारा लेकर व्यक्त करने लगते है। गुडइनफ के अनुसार जब बच्चों को अपने मन के संवेगों को अभिव्यक्त करने के पर्याप्त अवसर नहीं मिलते और उन्हें अपनी उपेक्षा का भय सताने लगता है, तो वे इस भय से मुक्ति के लिए

कल्पनाओं का खोल ओढ़कर विपरीत परिस्थितियों से झूठ के सहारे समायोजन करने का प्रयास करते हैं। इन प्रयासों में ही वे अपनी कमजोरी को चुगली कर, बहाना बना कर मजबूत करने का प्रयास करते हैं।

चूंकि अभिभावक किशोरों से बड़ी-बड़ी अपेक्षाएं करते हैं, जब कि उन बालकों में सचमुच उतनी योग्यता, प्रतिभा और क्षमता नहीं होती, जैसी कि वे चाहते हैं कि मेरा लड़का डॉक्टर बन जाए, इंजीनियर बन जाए। अभिभावकों की इन अपेक्षाओं को पूरा न कर सकने की निराशा, असफलता का भय उन्हें निरंतर आतंकित करता रहता है, जिससे बचने के लिए बहुत से बच्चे झूठ और चुगली का सहारा लेते हैं।

बच्चे चुगली क्यों करते हैं?

अपनी बात, अपने प्रभाव, अपने वर्चस्व को कोई भी बच्चा कम नहीं होने देना चाहता। इसमें कमी आ जाने का भय मनोवैज्ञानिक संवेग बनकर बच्चों के मन को प्रभावित करता है। साथी बच्चों के प्रति ईर्ष्या के कारण वह इन लड़कों से हमेशा आगे रहना चाहता है। परिवार, कक्षा, मोहल्ले अथवा कार्यक्षेत्र में अपना वर्चस्व बनाए रखने के लिए साथी मित्रों, सहकर्मियों की चुगली कर उनके प्रभाव को कम करना चाहता है।

चुगली का यह आचरण मानसिक हीनता प्रदर्शित करने वाला व्यवहार है। इसके परिणाम कभी अच्छे नहीं निकलते। इसलिए बच्चों में पड़ रही इस आदत को हतोत्साहित करें। आदत ही परिचय क्षेत्र में चुगलखोर का नाम दिलाएगी, जो उसे किसी का भी विश्वास पात्र न बनने देगी। सामाजिक जीवन में ऐसे व्यक्ति ही संपर्क क्षेत्र में अधिक प्रतिष्ठा पाते हैं, जो इधर की बात उधर न करते हों अथवा अपनी बातचीत में गंभीर सोच अपनाते हों।

बच्चों में पड़ी यह आदत ही उन्हें कान भरने वाला बनाएगी और शीघ्र ही वह अपनी मित्र-मंडली से कट जाएगा, क्योंकि ऐसे बच्चे शीघ्र ही साथी बच्चों की नजरों में आ जाते हैं। साथी मित्रों और अपनों से उपेक्षा का यह व्यवहार ही बच्चों को अन्य बच्चों के प्रति हिंसक, प्रतिशोधी सोच वाला बनाता है।

चोर से कह चोरी कर और साहूकार से कह सावधान रह, यह दोगला व्यवहार ही चुगली करने की आदत का एक सच है।

अभिभावक अपने व्यवहार का मूल्यांकन करें

''और क्या कह रही थीं मां जी...? अच्छा, देख, दादी की बातों को ध्यान से सुना कर, मेरे बारे में क्या-क्या कहती है, मुझे आकर बताया कर। अच्छा, सुन, जरा सामने वाली सूरी आंटी के घर जाकर देख करके आ, कौन-कौन बैठा हुआ है? क्या बातें कर रहे हैं? वहीं खेलना और मुझे आकर सारी बातें बताना। यह ले पांच रुपए, कुल्फी ले लेना...और सुन, अभी जो बातें मैं कपूर साहब से कह रही थी, वे किसी को मत बताना...शाबाश...मेरा अच्छा सोनू...!''

बच्चों को ऐसी बातें कहना और फिर एकांत में ले जाकर उनसे पूछना मां के चेहरे की उत्सुकता, जिज्ञासा, प्रसन्नता और अधिक जानने की इच्छा बच्चों की कल्पना शक्ति को और बढ़ाती है। बच्चा वही सब बताना चाहता है, जो मां को पसंद है। मां को अच्छा लगता है, भले ही वह झूठ ही क्यों न हो। मां को प्रसन्न रखने के लिए यदि झूठ का सहारा लिया जाए तो...! बस, कुछ इस प्रकार की सोच और अभिभावकों का व्यवहार बच्चों को झूठ बोलने के लिए प्रेरित करता है। बच्चा अपनी बात रखने के लिए, मां को प्रसन्न करने के लिए, अपना प्रभाव जमाने के लिए झूठ बोलने में कोई बुराई नहीं समझता।

घर में बच्चा देखता है कि मां कदम-कदम पर झूठ बोलती है। कभी दूध वाले को पैसा न देने के बहाने कहती है कि अभी तनख्वाह नहीं मिली। कभी कहती है कि सोनू के पापा बाहर गए हैं। जब कि बच्चा जानता है कि तनख्वाह मिल चुकी है, पापा भी बाहर नहीं गए हैं, तो अवसर आने पर वह भी अपने बचाव के लिए अथवा समायोजन के लिए झूठ का सहारा लेने लगता है। बचपन के पड़े हुए ये संस्कार ही बाद के जीवन की आदतें बन जाती हैं।

एक खतरनाक आदत – चुगली और झूठ

सामाजिक जीवन में ऐसे बच्चे जहां 'मंथरा', 'जयचंद', 'घर का भेदी' जैसे नामों से पुकारे जाते हैं, वहीं घर में ही बच्चों पर इन बातों का बड़ा प्रभाव पड़ता है।

पड़ोस की शांति मौसी जब मम्मी से यह कहती कि ''आंटी आप बड़ी भोली हैं, आप दुनियादारी तो समझती नहीं। पांच नम्बर वाली अरोरा मैडम है न, उससे बचकर रहना। सुना है, जादू-टोना जानती है। अगर उसकी बुरी नजर बच्चे को लग जाए, तो...मेरी रेखा तो मरते-मरते बची। न जाने क्यों मोहल्ले में सबसे जलती है और तुम्हारे घर की तरफ़ तो हमेशा देखती रहती है... ।''

इस प्रकार की बातें बच्चे बड़े ध्यान से सुनते हैं और फिर अपनी मित्र-मंडली

में बड़े चटखारे ले-लेकर सुनाते हैं। बात एक कान से दूसरे और दूसरे से तीसरे कान तक आ ही जाती है। बस, इसी से लड़ाई होने अथवा संबंध खराब होने में कितना समय लगता है!

यह बताने समझाने की आवश्यकता नहीं कि दीवारों के भी कान होते हैं और बच्चे जिज्ञासा वश औरतों की बातों को अवश्य सुनना चाहते हैं। मोहल्ले-पड़ोस की महिलाएं पहले तो आपकी परम शुभचिंतक बन आपके घर में घुसपैठ करती हैं, फिर आपकी सहानुभूति और विश्वास पाकर, दूसरों की चुगली कर आपकी कमजोरियों से लाभ उठाती हैं। इस प्रकार के व्यवहारों का प्रभाव बच्चों की मानसिकता पर अवश्य पड़ता है और वे घर अथवा बाहर की बातें चुगली के रूप में व्यक्त करने लगते हैं। यह आदत उनके व्यक्तित्व का एक ऐसा दोष बन कर उभरती है, जो उन्हें भावी जीवन में असफल बनाती है।

झूठ बोलना कैसे छुड़ाएं

चुगली और झूठ के इस व्यवहार का संबंध पूरी तरह से बच्चों की कल्पना शक्ति और वर्चस्व स्थापित करने की इच्छा से है। इसलिए इस विषय में बच्चों को अंधविश्वासों पर विश्वास करने के लिए कभी प्रेरित न करें।

चुगली और झूठ का व्यवहार प्रोत्साहन न देकर ही समाप्त किया जा सकता है। इसलिए बच्चों द्वारा चुगली करके जब आपको प्रसन्न करने का प्रयास किया जा रहा हो, तो अति उत्साह अथवा अति प्रसन्नता का प्रदर्शन न करें।

इस विषय में जरसील्ड का कथन है कि झूठ बोलने का एक कारण यह भी है कि बच्चा अपने आपको पारिवारिक अथवा सामाजिक वातावरण में समायोजित नहीं कर पाता। असुरक्षा अथवा शारीरिक दुर्बलता के कारण भी वह झूठ बोलकर, चुगली करके अपनी सुरक्षा के बारे में आश्वस्त होना चाहता है। इसलिए यह बहुत आवश्यक है कि बालक को अभिभावकों का पर्याप्त स्नेह और संरक्षण मिले। वे उसमें विश्वास रखें। इससे जहां वह जीवन में संघर्ष कर सकने के योग्य बनेगा, वहीं अपनी गलतियों और कमजोरियों को नहीं छिपाएगा। बच्चों से हुई गलती को गंभीरता से न लें और उन्हें इस गलती को सुधारने का अवसर दें।

जैसे-जैसे उम्र बढ़ती है, वैसे-वैसे बच्चों में सामाजिक समायोजन की क्षमता भी बढ़ती है, इसलिए यदि बच्चा एक सीमा तक झूठ बोलता है, चुगली करता है, तो इससे घबराने की आवश्यकता नहीं। आप अपना व्यवहार संतुलित रखें। बच्चों को अच्छाई-बुराई समझाएं उसमें आत्मविश्वास जगाएं। उम्र के साथ यह व्यवहार अपने आप शमित होने लगता है।

झूठ और चुगली की आदत से कैसे बचाएं

1. बच्चा झूठ या चुगली द्वारा प्रभावित करना चाहता है, तो आंखें फैला कर चमत्कृत होने का नाटक न करें। छोटा मुंह बड़ी बात के लिए उसे हमेशा हतोत्साहित करें।

2. मोहल्ले-पड़ोस में रहने वालों, घर आने वालों, सह-कुटुम्बियों की निंदा न करें, न उसमें रुचि लें। इससे बच्चे चुगली करना छोड़ देंगे।

3. बच्चों द्वारा कही गई बातों को तर्क, औचित्य और विवेक की कसौटी पर कसें, तभी कोई निर्णय लें।

4. लड़के-लड़की में कोई अंतर न करें। लड़के को अधिक महत्व देकर जहां आप लड़की को उपेक्षित करते हैं, वहीं लड़के को घमंडी, दंभी बनाते हैं। लड़की भैया के प्रति ईर्ष्या-ग्रस्त होने लगेगी और बात-बात में चुगली कर उसे आपकी नजरों में गिराने का प्रयास करेगी।

5. बच्चे का एक झूठ पकड़े जाने पर उसे दंडित न करें। इससे तो वह अगला झूठ और अधिक सावधानी से बोलने का प्रयास करेगा। इसलिए उसके झूठ के इस व्यवहार को शमनकारी व्यवहार से हतोत्साहित करें।

6. बच्चों से जासूसी जैसे कार्य न कराएं। न ही उन्हें इधर का माल उधर भेजने के लिए प्रयोग करें।

7. बच्चों को हमेशा अबोध मान कर उनके सामने चाहे जैसी बातें करना उन्हें चुगली अथवा झूठ के लिए प्रेरित करता है। बच्चों का मन बड़ा निश्छल होता है। वे भी इन बातों को बाहर कह कर संतुष्ट होना चाहते हैं। इसलिए कहते हैं कि बच्चों के पेट में कोई बात नहीं पचती।

8. मैंने तो समझा था...! इस तरह बच्चों के सामने न बोलें। इससे अफवाहें फैलाने और झूठी बातों पर विश्वास करने लगते हैं।

9. दूसरों की किसी कमजोरी, रहस्य, भेद अथवा अंदर की बात को बच्चों के सामने न कहें, न स्वयं चटखारें ले-लेकर इसे मोहल्ले में फैलाएं।

घर के लोगों का आचरण दर्पण के समान है, जिसमें हर व्यक्ति अपना प्रतिबिंब देखता है। —गेटे

ज़िद और जीवन पर उसका प्रभाव

पेड़ चाहे पीपल का हो अथवा बरगद का, मूल रूप में वह भी एक छोटा सा बीज होता है। ज़िद का नन्हा सा बीज परिवारी जनों से प्रोत्साहन पाकर ऐसा लहलहाता है कि बच्चे के संपूर्ण व्यक्तित्व को दबा लेता है। अतः इस बारे में विशेष सतर्कता जरूरी है। मन में आने वाली किसी वस्तु को तत्काल पा लेने की तीव्र इच्छा ज़िद कहलाती है। इस इच्छा की पूर्ति न होने पर बाल मन में पैदा हुए विकार उसे शारीरिक और मानसिक रूप से तो उग्र बनाते ही हैं, साथ ही यह उग्रता उसके संपूर्ण जीवन को प्रभावित भी करती है। ज़िद के कारण बच्चों में बिगाड़ की शुरूआत, उसकी उग्रता एवं विस्तार तथा जीवन पर प्रभाव, एक मूल्यांकन।

ज़िद का मनोविज्ञान

किशोरावस्था को प्राप्त बच्चे किसी भी प्रकार का अभाव या निराशा सहन नहीं करना चाहते, वे अपनी इच्छाओं, आवश्यकताओं की पूर्ति हर प्रकार से कर लेना चाहते हैं। घर के अंदर और घर के बाहर जहां एक ओर वे साथियों से समायोजन कर परिवार में प्रतिष्ठा पाना चाहते हैं, वहीं थोड़ी-सी असफलता, निराशा और उपेक्षा भी सहन नहीं कर पाते। क्रोध तो जैसे हमेशा उनकी नाक पर ही धरा रहता है। वह बहुत जल्दी उग्र हो जाते हैं। मनोवैज्ञानिकों के मतानुसार इसका कारण यह है कि ज़िद की अवस्था में अंतःस्रावी ग्रन्थियों से कुछ ऐसे

12

उत्तेजक स्राव निकलते हैं, जो पूरे शरीर को एक विशेष उत्तेजना से भर देते हैं और मन को व्यग्र कर देते हैं। उत्तेजना की इस अवस्था में शरीर अपनी गतिविधियां सामान्य नहीं रख पाता। परिणाम बच्चा ज़िद पर अड़ जाता है। ज़िद के इन क्षणों में उसे भूख-प्यास भी नहीं लगती। यदि उसकी ज़िद की पूर्ति न की जाए, तो इसके बुरे प्रभाव बच्चों में रोग के रूप में प्रकट होने लगते हैं। ज़िद का सीधा संबंध बच्चों के मन से होता है, इसलिए यदि बच्चों की ज़िद लंबी देरी तक नहीं मानी जाती, तो रोग भी उसकी मानसिक अवस्था को प्रभावित करने लगते हैं। जैसे-जैसे बच्चा बड़ा होता जाता है, उसके शरीर पर उसके मन का प्रभाव भी बढ़ता जाता है, लेकिन मस्तिष्क का विकास अपनी निर्धारित गति से होता है। यही कारण है कि ज़िद करते समय बच्चा बुद्धि अथवा तर्क से उस वस्तु अथवा इच्छा के बारे में नहीं सोचता। वह तो भावनाओं के वशीभूत होकर बिना सोचे ही मन-ही-मन अच्छी लगने वाली वस्तु को पा लेना चाहता है, भले ही वह वस्तु उसके लिए उपयोगी न हो।

एक विशेष बात और है कि बुद्धि की अविकसित अवस्था के कारण भावनाएं जितनी तीव्रता से पैदा होती हैं, उतनी शीघ्रता से ही समाप्त भी हो जाती हैं। इसलिए यदि उस समय उसका ध्यान उस वस्तु से हटा कर किसी अन्य वस्तु पर केंद्रित कर दिया जाए, तो तुरंत उसकी इच्छा बदल भी जाती है। इसलिए ज़िद के मनोविज्ञान को समझकर ही बच्चों की इस आदत अथवा व्यवहार को स्वीकारना चाहिए।

ज़िद के प्रमुख कारण

जिज्ञासा : जब बच्चा अपने आसपास की नई-नई वस्तुओं को देखता है, तो उनके बारे में जानने की स्वाभाविक इच्छा जिज्ञासा के रूप में स्मृति पटल पर प्रभाव जमाने लगती है। तब उस वस्तु को वह जहां भी देखता है, उसकी इच्छा साकार रूप लेने लगती है और वह उसकी मांग करने लगता है। वह अपनी इस जिज्ञासु प्रवृत्ति को घर में रखी वस्तुओं को देखकर, चखकर, छूकर यहां तक कि तोड-फोड़ कर पूरी कर लेना चाहता है। यहां तक कि वह जलती हुई मोमबत्ती अथवा दीपक की लौ को भी पकड़ कर देख लेना चाहता है। यदि उसे मना किया जाता है, तो वह अपना विरोध रो अथवा मचल कर प्रकट करता है।

सामाजिक भावना से लगाव : जब एक बार बच्चा बाजार, मेले, स्कूल, होटल, त्योहार की चमक-दमक देख लेता है, तो उसके मन में इन स्थानों से संबंधित

रंग-बिरंगी चहल पहल देखने की इच्छा साकार होने लगती है और वह बार-बार इनके लिए ज़िद करने लगता है। इन स्थानों पर जाना चाहता है।

मनोरंजन : बच्चे जब एक बार टी.वी. देख लेते हैं, तो फिर वहां से हटना ही नहीं चाहते। कार्टून फिल्में देखने का शौक इन्हें यहीं से लगता है। यही शौक उन्हें हर तरह के टी.वी. प्रोग्राम देखने के लिए उकसाता है। घूमना-फिरना, नई-नई जगहों को देखना इनकी आदत बन जाती है, जो बाद में ज़िद का कारण बनती है।

एकरसता, ऊब और वितृष्णा : एक ही कार्य, व्यवहार, करते-करते बच्चे का मन ऊब जाता है। स्कूल में प्रतिदिन उसे गणित, विज्ञान और इतिहास से संबंधित विषय पढ़ाए जाते हैं। वह इन्हें सुन-सुन कर ऊब जाता है, इसलिए स्कूल से भाग कर पार्क, सिनेमा, रेलवे स्टेशन या अन्य ऐसे स्थानों पर आ जाता है, जहां अच्छा लगता है। इन स्थानों पर वह ऐसे लोगों के संपर्क में आ जाता है, जहां झूठ बोलना, चोरी करना अथवा अन्य प्रकार के दुर्व्यसन सीख जाता है। छोटे बच्चे दूध न पीने की ज़िद इसलिए करते हैं कि उन्हें इससे ऊब हो जाती है, फिर आप चाहे उन्हें कितना ही समझाएं, उन पर इसका कोई प्रभाव नहीं पड़ता।

आधुनिक प्रगतिशील सोच और रहन-सहन का प्रभाव : सलोनी कॉलेज जाने के लिए बाइक की ज़िद कर रही है। बाइक का आकर्षण उसे अपनी उन सहेलियों के कारण प्रेरित कर रहा है, जिनके पास बाइक है। बाजार में अथवा टी.वी. पर देखे गए विज्ञापनों का प्रभाव भी बच्चों को उस वस्तु विशेष की ओर आकर्षित करता है और उनकी यह इच्छा ज़िद का रूप धारण करने लगती है। विज्ञापित वस्तुएं इनकी आवश्यकता बन जाती हैं और इन्हें लेने की ज़िद करने लगते हैं।

प्रभुत्व पाने की इच्छा : जैसे-जैसे बच्चे का सामाजिक क्षेत्र बढ़ता है, वैसे-वैसे उसमें दूसरों पर अपना प्रभाव, वर्चस्व और अधिकार जमाने की इच्छा प्रबल होने लगती है और अपनी इस इच्छा की पूर्ति के लिए वह दूसरे लोगों पर अपना प्रभाव जमाने लगता है। यदि कहीं उसकी इस इच्छा में कोई बाधा आती है, तो उसको दूर करने के लिए प्रतिशोध की भावनाएं पैदा होने लगती हैं। ऐसे बच्चे अपनी जिद के कारण कोई सटीक अथवा न्याय संगत निर्णय तो ले नहीं पाते, इसलिए घमंडी, स्वार्थी, और चोर प्रवृत्ति के हो जाते हैं। समग्र रूप से कह सकते हैं कि ज़िद के कारण बच्चे जब अपने प्रभुत्व में कमी आते देखते हैं, तो वे दुराग्राही हो जाते हैं। घर के बाहर जब बच्चों का व्यवहार असामान्य होने लगता है और शिकायतें घर तक आने लगती हैं, तो अभिभावक उन्हें बार-बार

टोकते हैं, डांटते हैं, उन पर आज्ञाओं, आदेशों और उपदेशों की बौछार करने लगते हैं। जब कि बच्चों पर इनका कोई प्रभाव नहीं पड़ता है। यहां तक कि बच्चे अभिभावकों की परवाह ही नहीं करते। बच्चों और अभिभावकों में सोच का यह अंतर ही उन्हें घर से दूर करने लगता है। जहां अभिभावक तो दुखी होते ही हैं, वहीं बच्चे भी लक्ष्य से दूर होने लगते हैं। पारिवारिक तनाव बढ़ने लगते हैं और इन तनावों के कारण ही अभिभावक कई प्रकार की परेशानियों में घिर जाते हैं।

दमित इच्छाएं : पैसे अथवा साधनों के अभाव में बच्चों के मन में अनेक इच्छाएं दब कर रह जाती हैं। ऐसी इच्छाएं अवसर पाकर प्रकट होने लगती हैं और बच्चे इन्हें प्राप्त करने के लिए जिद करने लगते हैं। जब बच्चों का मन भरा हो, तो इन दमित इच्छाओं के पैदा होने का सवाल ही पैदा न होगा।

वातावरण : कुछ इच्छाएं वातावरण पर निर्भर करती हैं। मेले में बच्चों की इन इच्छाओं को पूरा कर पाना हर अभिभावक के लिए कठिन होता है, क्योंकि मेले का वातावरण बच्चों के मन में अनेक इच्छाएं पैदा करने लगता है। इसी प्रकार चकाचौंध भरे ऐसे ढेरों और आकर्षण होते हैं, जो बच्चों को प्रभावित करते हैं।

बच्चों के तन-मन पर ज़िद के दुष्प्रभाव पड़ते हैं

ज़िद बच्चों को दंभी और अहंकारी बनाती है : ज़िद, लाड़-प्यार और आर्थिक संपन्नता पर बच्चों का भविष्य निर्भर करता है। ज़िद बच्चों को अहंकारी और दंभी बनाती है। योग्यता, प्रतिभा और क्षमता के अभावों के होते हुए भी ये दंभी बच्चे इच्छित वस्तु अथवा सफलता को किसी भी प्रकार से पा लेना चाहते हैं। इसलिए अनुचित साधनों का उपयोग करने से भी नहीं चूकते। यदि उन्हें अभिभावकों का प्रोत्साहन भी मिलने लगे, तो बच्चे अपराध की गलियों में पहुंच जाते हैं, क्योंकि ऐसे बच्चों के सामने साधनों की पवित्रता का कोई अर्थ नहीं होता।

अपराधों की ओर खुलते रास्ते : बच्चे कभी-कभी ज़िद को पूरा करने के लिए अपनी अनुचित इच्छाओं की पूर्ति के लिए हथकंडे अपनाते हैं। चूंकि पिता उनकी इस प्रकार की इच्छाओं की पूर्ति करने में सहायक नहीं होते, इसलिए ऐसे बच्चे मां का सहारा लेते हैं और मां की ममता और उदारता का अनुचित लाभ उठाते हैं। ये बच्चे अपनी ज़िद को प्रतिष्ठा का प्रश्न बना कर कुछ ऐसे जोखिम पूर्ण कार्य भी करते हैं, जिनमें सफलता का प्रतिशत कम ही होता है। ऐसे बच्चे ही कानून की नज़रों में अपराधी होते हैं और उन्हें कानून सजा भी देता है। इन

बच्चों का कभी-कभी अंत बहुत बुरा होता है। इसलिए कहते हैं कि अपराधियों का जीवन लंबा नहीं होता।

आत्महीनता : बच्चे अपनी अनुचित इच्छाएं, मांगें, फरमाइशें ज़िद करके पूरी करा लेते हैं, इसलिए वे सामाजिक रूप से समन्वय करने में असफल हो जाते हैं। इसलिए अभिभावकों को चाहिए कि वे बच्चों की अनुचित इच्छाओं की पूर्ति कर सकें। उन्हें वास्तविकताओं से परिचित कराएं। यदि बच्चा फिर भी न माने, तो उसे अपने मत अथवा तर्क का औचित्य प्रतिपादित करने के लिए कहें। उससे विचार-विमर्श कर अपनी बात को तर्क संगत आधार दें। इस प्रकार से परस्पर संवाद स्थापित कर किसी सर्व सम्मत निर्णय पर पहुंचें। यह व्यवहार पाकर बच्चे ज़िद को छोड़ देंगे और उनमें ज़िद करने की आदत नहीं पड़ेगी। साथ ही उन्हें परिश्रमी और आत्मनिर्भर भी बना सकेंगे।

ज़िद रोकने के कुछ सामान्य उपाय

बच्चों में स्वेच्छाचारिता न बढ़े, इसके लिए आवश्यक है कि आप उन्हें ज़िद्दी बनने से रोकें। इस विषय में उन्हें साथ लेकर सोचने-समझने के अवसर प्रदान करें–

1. बच्चा जैसे ही किसी वस्तु को प्राप्त करने की इच्छा अथवा ज़िद करे, उसे कुछ समय सोचने-समझने के लिए दें, ताकि वह अपनी इस इच्छा पर एक बार पुनः विचार कर सके। आप देखेंगे कि इस प्रकार की सोच का उस पर अच्छा प्रभाव पड़ेगा और वह ज़िद करना छोड़ देगा।

2. आप जानते हैं कि ज़िद का प्रभाव बच्चों के संवेगों से प्रभावित होता है, इसलिए उनके इस तरह संवेगों को भी शमित करने के प्रयास करें। ज़िद का प्रभाव शून्य हो जाएगा।

3. बच्चों की इच्छा की पूर्ति पर उसकी ज़िद को भी शमित किया जा सकता है। यदि बच्चा एक रुपया मांग रहा है, तो आप उसे पचास पैसे वाला सिक्का दे कर भी कुछ हद तक संतुष्ट कर सकते हैं।

4. बच्चे में पैदा हुई किसी इच्छा को यदि आप पूरा नहीं कर सकते, तो उसका ध्यान दूसरी इच्छा की ओर कर दें, जिसे आप पूरी कर सकने में सक्षम हैं। ऐसे में भी ज़िद का प्रभाव कम हो जाएगा और बच्चा अपनी इस इच्छा को भूल जाएगा।

5. बच्चों को आश्वासन न दें। यदि आश्वासन दिया है, तो उसे पूरा अवश्य करें, अन्यथा बच्चे के मन में आपके प्रति अविश्वास की भावनाएं

घर करने लगेंगी और आपके लिए उसके मन में अच्छे विचार पैदा नहीं होंगे।

6. बच्चों से किए गए वायदे पूरे करें। इसलिए वायदा सोच-समझ कर करें, केवल बहलाने के लिए न करें।

7. अनुचित इच्छा की पूर्ति न करें, भले ही आपको उसे डांटना पड़े। हां, अपने इस विरोध का कारण यदि आप बच्चों को समझा सकें, तो इसका अच्छा प्रभाव पड़ेगा।

8. यदि आपने बच्चों को एक बार किसी बात के लिए मना कर दिया है, तो किसी अन्य की सिफारिश पर उन्हें वह सब करने की इजाजत न दें। इससे बच्चों के मन पर अच्छा प्रभाव नहीं पड़ेगा।

9. अपनी कथनी और करनी में भेद न आने दें। यदि आप चाहते हैं कि बच्चा कोई काम अथवा व्यवहार न करे, तो स्वयं भी वैसा न करें। स्वयं धूम्रपान करना और बच्चों को मना करना उन्हें दुराग्राही बनाएगा और वे इसे अवश्य करेंगे।

10. बच्चों के सामने अपनी विवशता, हीनता का रोना न रोएं। न ही बच्चों की सहानुभूति पाने की सोच मन में लाएं।

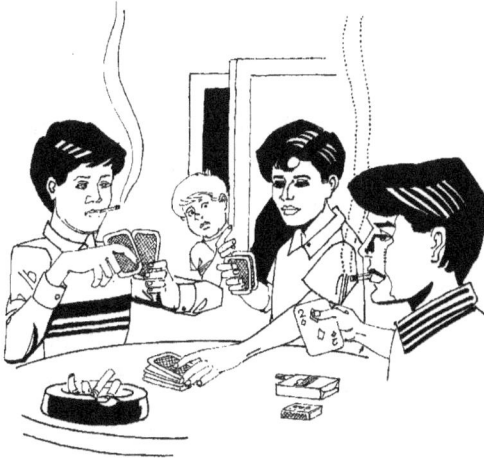

ज़िद के संदर्भ में इस सत्य को खुले दिल से स्वीकारें कि गर्म लोहे को ठंडा लोहा काटता है।

—एक शाश्वत सत्य

ईर्ष्या और जलन

दूसरों की प्रगति, सफलता, उपलब्धियों पर प्रसन्न होने की अपेक्षा इन्हें फूटी आंख न देख सकने की भावना और ऐसी मानसिक सोच ही ईर्ष्या है। इस भावना, व्यवहार, सोच का प्रभाव बच्चों के वर्तमान और भविष्य पर पड़ता है। ईर्ष्या के कारण बच्चों के मन में भय, हीनता और प्रतिशोध की भावनाएं पैदा होती हैं, जो उन्हें असफल तो बनाती ही हैं, उन्हें बिगाड़ती भी हैं।

लड़का अथवा लड़की, जो अभी तक परिवार में सभी के स्नेह और आकर्षण का केंद्र था, छोटे भाई अथवा बहन के पैदा हो जाने पर उसके प्रति सहज रूप से ही ईर्ष्यालु हो जाएगा।

—सावित्री देवी वर्मा

ईर्ष्या के संबंध में सावित्री देवी वर्मा की यह व्याख्या एक ऐसी सर्वमान्य सच्चाई है, जो सरलता से सबके गले उतर जाती है। सच तो यह है कि ईर्ष्या के कारण ही बच्चे अपने सामाजिक परिवेश में दूसरों की सफलता, प्रगति को सहज, सरल रूप में नहीं स्वीकारते और हमेशा उनकी इस प्रकार की सफलता अथवा प्रगति में कहीं-न-कहीं कमी ही देखते हैं। इस प्रकार की सोच जहां बच्चों को दूसरों की नज़रों से गिराती है, वहीं कभी-कभी तो वह अपनों की ही नजरों से गिर जाता है, क्योंकि इस प्रकार की ईर्ष्या तनाव, क्रोध, आत्महीनता के सिवाय कुछ नहीं देती।

18

लड़के चाहे बाल्यावस्था में हों अथवा किशोरावस्था में अपनी व्यक्तिगत कमजोरियों के कारण पढ़ाई-लिखाई, खेल-कूद आदि में जब अपेक्षित सफलता प्राप्त नहीं कर पाते और देखते-ही-देखते उसके साथ के अन्य लड़के अपनी योग्यता अथवा प्रगतिशील सोच के कारण सुलभ साधनों के सहारे कहीं-के-कहीं पहुंच जाते हैं, तो असफल बच्चे बिना कुछ सोचे समझे दूसरों की सफलता, प्रगति को कोसने लगते हैं। उनके प्रति अनिष्ट की कल्पना करने लगते हैं। यहां तक कि कभी-कभी तो उनकी सफलता में बाधा भी उत्पन्न करने लगते हैं।

इस स्थिति में असफल बच्चे कुंठित हो जाते हैं और सफल साथियों के प्रति उनका व्यवहार शुष्क, नीरस और प्रतिशोधी हो जाता है। इस प्रकार का व्यवहार दूसरों को अच्छा नहीं लगता, इसलिए वे ईर्ष्यालु बच्चों से कन्नी काटने लगते हैं। उन्हें अकेला बनाते हैं। निष्कर्ष रूप में हम कह सकते हैं कि ईर्ष्या जन्य व्यवहार बच्चे को एकाकी बनाता है। उसकी सहनशक्ति को प्रभावित करता है। लड़ना-झगड़ना ऐसे बच्चों की आदत बन जाती है। ऐसे बच्चे मार-पीट करने वाले, चिड़चिड़े, सनकी और आक्रामक हो जाते हैं। दूसरों को नीचा दिखाना, दूसरों की बुराई करते रहना, चुगली करना, दोषारोपण करना, झूठ का सहारा लेना, दूसरों में बुराइयां ढूंढना उनकी आदत बन जाती है। आत्म संतुष्टि का यह ओढ़ा हुआ व्यवहार शीघ्र ही बेअसर होने लगता है।

साधारणतया ईर्ष्या का कारण अपने आपको दूसरों से श्रेष्ठ प्रदर्शित करना होता है। इसलिए ईर्ष्या की अभिव्यक्ति भय, हीनता, क्रोध जैसे संवेगों से प्रभावित होती है। जब भी बालक के सम्मान अथवा अहम् पर चोट लगती है, तो उसके मन में उस व्यक्ति के प्रति ईर्ष्या भाव पैदा होता है। जब कोई बालक यह देखता है कि परिवार, कक्षा, स्कूल अथवा कॉलेज में कोई दूसरा बालक उसका स्थान, पद, सम्मान, जगह छीन रहा है, तो वह उससे ईर्ष्या करने लगता है। यह ईर्ष्या ही कभी-कभी हिंसक हो उठती है। खेल में अथवा छात्र संघों के चुनाव में यह ईर्ष्या इतनी खुलकर सामने आती है कि कानून और व्यवस्था तक को प्रभावित करने लगती है।

ईर्ष्या अभिव्यक्ति के माध्यम

ईर्ष्या चाहे व्यक्तिगत कारणों से हो अथवा सामाजिक कारणों से, अवसर पाकर इसकी अभिव्यक्ति अवश्य होती है। कुछ अभिव्यक्तियां इस प्रकार हैं–

1. प्रतिद्वंद्वी के प्रति क्रोध, शत्रुता अथवा घृणा का भाव प्रदर्शन कर या फिर झूठे आरोप लगाकर उसे बदनाम करके।
2. प्रतिद्वंद्वी को आर्थिक अथवा सामाजिक हानि पहुंचा कर। चुनाव में हरा करके।
3. अंदर-ही-अंदर प्रतिद्वंद्वी के प्रति जलन भावनाओं की अभिव्यक्ति कर अथवा उसके प्रभाव को खत्म करके।
4. गाली-गलौच कर, यहां तक कि कभी-कभी मारपीट करके।
5. प्रतिद्वंद्वी से अपने आपको श्रेष्ठ साबित कर। उसे सामाजिक रूप में नीचा दिखाकर। उसका सार्वजनिक जीवन में अपमान करके।

ईर्ष्या के कुछ सामान्य कारण

जैसा कि बताया जा चुका है कि ईर्ष्या एक मानसिक हीनता भरी सोच है। इसके अनेक कारण हो सकते हैं, लेकिन इसके समाधान कहीं अधिक प्रभावी सिद्ध हो सकते हैं। आगे बिंदुवार इसे देखें–

1. सभी प्रकार की हीनताओं का कारण प्रायः योग्यता, क्षमता, विवेक, साहस की कमी होते हैं। इसलिए अपने बच्चों को उनकी अवस्था के अनुसार योग्य बनाएं, ताकि उनमें किसी प्रकार की हीन भावनाएं पैदा न हों।
2. जहां तक हो सके बच्चों के स्वास्थ्य पर विशेष ध्यान देंखें। दिनचर्या को नियमित बनाएं। बीमार और दुर्बल बच्चों में संवेगों का तीव्र प्रभाव होता है। उन्हें अपनी हीनताओं पर क्रोध भी अधिक आता है।
3. बच्चों को साथी मित्रों के सामने अपमानित न किया करें।
4. उन्हें नकारात्मक आदेश न दें।
5. उन्हें उनकी सामर्थ्य के बाहर कार्य करने के लिए न कहें।
6. बच्चों को खाली न बैठने दिया जाए, उन्हें हमेशा किसी-न-किसी काम में लगाए रखें। खाली दिमाग शैतान का घर होता है और वह कुछ भी शैतानी करने लगेगा।
7. लड़के-लड़की के साथ हमेशा समान व्यवहार करें। एक के सामने दूसरे की बुराइयों, हीनताओं, दोषों की चर्चा न करें। न ही एक-दूसरे से तुलना कर प्रतिद्वंद्विता की भावना पैदा करें।
8. जहां तक हो, बच्चों की किसी ज़िद अथवा दुराग्रह को न स्वीकारें। इस प्रकार के व्यवहार ही बच्चों को एक-दूसरे से ईर्ष्या करने के लिए प्रेरित करते हैं।

9. एक बच्चे की वस्तु छीन कर दूसरे को न दें।

10. जब बच्चा किसी बात के लिए ज़िद कर रहा हो, मचल रहा हो, तो ऐसे व्यवहारों के लिए उसे मारपीट कर, अपमानित कर और अधिक उत्तेजित न करें। अन्यथा उसके मन में उपजी ईर्ष्या हिंसक रूप धारण कर सकती है और वह इन क्षणों में कोई भी आत्मघाती कदम उठा सकता है।

कुछ घरेलू समाधान

मनोवैज्ञानिकों का मत है कि ईर्ष्या भाव शमित किए जा सकते हैं। अतः अभिभावक अपने बच्चों के मन में पैदा हुए इन मनोविकारों को दूर करने के लिए अपनी ओर से कुछ सार्थक प्रयास करें। इस प्रकार के घरेलू समाधान जहां बच्चों के मन में उपजे विकारों को शमित करेंगे, वहीं उनकी सोच भी व्यापक होगी। अतः अभिभावक निम्नांकित व्यवहारों पर ध्यान दे, जिससे बच्चों को शिक्षा मिले–

1. अपने आपको योग्य, प्रतिभाशाली, प्रभावशाली, सम्पन्न, सुंदर, बुद्धिमान और औरों से विशिष्ट न मानें, बल्कि अपने आपको एक सामान्य सामाजिक प्राणी मान कर सबको मान प्रतिष्ठा दें।

2. अपने परिचितों, मित्रों, शुभचिंतकों, पड़ोसियों, सहकर्मियों सह-कुटुम्बियों के दुःख-दर्द में शामिल हों, उनसे पूरी-पूरी सहानुभूति रखें। उनकी खुशी-ग़म में पूरे मन से हिस्सा लें। उनकी कुशलता जानें, फोन आदि पर उनके बारे में जानकारी प्राप्त करते रहा करें। यदि कहीं आवश्यक हो, तो उन्हें सहायता भी दें।

3. घर आए मेहमानों का हार्दिक स्वागत करें, उनके साथ बैठकर आत्मीयता प्रकट करें। आपका आत्मीय व्यवहार मेहमान के दिल में आपको हमेशा सम्मान सूचक स्थान दिलाएगा और आप उनके प्रति समर्पित होंगे। उनके मन में भी आपके प्रति वैसे ही भाव प्रकट होंगे।

5. अपने मित्रों, परिचितों, सह-कुटुम्बियों से बच्चों के सामने अपनी हीनताओं का रोना न रोया करें और न ही दूसरों की समृद्धि, सम्पन्नता, सफलताओं पर अपनी भाग्यहीनता का रोना रोएं। इससे आपके बच्चों के मन में हीन भावनाएं जागृति होंगी और ईर्ष्या भाव उमड़ेगा, जो उन्हें किसी के साथ भी समायोजित न होने देगा। अपनी समस्याओं का समाधान अपने स्तर पर करें।

5. अपने सामाजिक और पारिवारिक जीवन में प्रसन्नता, उत्साह, उमंग

21

और खुशी के साथ अवसरों पर जी खोल कर हंसें, प्रसन्न हों, दूसरों का साथ दें। दूसरों के साथ किए गए सहयोग, उदारता और सौजन्य को अहसान समझ कर प्रदर्शित न करें, बल्कि इसे अपने स्तर का मानवीय कर्त्तव्य समझकर करें।

6. हमेशा दूसरों को जली-कटी सुनाने, व्यंग्य करने अथवा ताने मारने का व्यवहार न करें। न ही ईंट का जवाब पत्थर से देने की मानसिक सोच मन में लाएं। पारिवारिक विवादों को अपनी ओर से तूल न दें।

7. दूसरों से बड़ी-बड़ी अपेक्षाएं करें। दूसरों से अपेक्षा करने से पहले यह सोचें कि आप उनकी अपेक्षाओं पर कितने खरे उतरे हैं। आपने उनके साथ कैसे संबंध बनाए हैं। प्रत्युत्तर में आपके मन में उनके प्रति कोई ईर्ष्या भाव पैदा नहीं होगा। अतः इस प्रकार की सोच को व्यावहारिक आधार दें। आपका बोझिल मस्तिष्क हलका होने में समय न लगेगा।

8. दूसरों की प्रसन्नता को खुले दिल से स्वीकारें। दूसरों की सफलताओं पर अपनी ओर से शुभ कामनाएं दें। अपने स्नेह और मधुर मुस्कान से उनके मन में उपजी ईर्ष्या को कम करें। आपका नम्र व्यवहार उन्हें अपनी सोच पर पुनः विचार करने के लिए विवश करेगा और उनके मन में आपके प्रति उपजा ईर्ष्या भाव काफूर हो जाएगा।

9. दूसरों की मेहनत को जब भी फलीभूत होते देखें, अपनी ओर से खुले दिमाग का परिचय दें। उन्हें आशीर्वाद, शुभकामनाएं देकर उत्साहित करें। ऐसे स्थानों पर स्वयं पहुंच कर उन्हें अपनी भावनाओं से परिचित कराएं। यहां तक कि यदि अवसर ठीक हो, तो कुछ उपहार भी दें।

10. हमेशा दूसरों के गुणों, विशेषताओं, सफलताओं, प्रगति की चर्चा अवश्य करें। इससे आपके मन में उनके लिए कोई ईर्ष्या भाव पैदा ही नहीं होगा।

11. यदि आप बड़े हैं, तो अपने कार्य-व्यवहार, सोच में अपने इस बड़प्पन को प्रदर्शित करें। अपने सामाजिक जुड़ाव को सम्मानजनक संबोधनों से नए नाम दें।

हम इसलिए दुखी नहीं कि हम अभावग्रस्त हैं, बल्कि इसलिए दुखी हैं कि लोग इतने सुखी क्यों हैं।

—डॉ. डी.सी. चौधरी

आलस्य, पढ़ाई में ऊब, काम से जी चुराना

मनोविज्ञान के अनुसार बाल्यावस्था और किशोरावस्था अंतर्द्वंद्व की अवस्था होती है। इस अवस्था में बच्चों को संभालना कठिन होता है। पढ़ाई-लिखाई के प्रति रुचि-अरुचि और जीवन के प्रति उत्साह-निराशा जहां एक ओर उन्हें क्रियाशील बनाती है, वहीं इसके विपरीत संवेग उन्हें तनाव और दुश्चिंता की ओर बढ़ाते हैं। ऐसे में अभिभावकों की उपेक्षा उन्हें विद्रोही बना देती है। चूंकि इस अवस्था में उसका संपर्क बाहरी जगत से भी होने लगता है। यौन भावनाएं और विचार भी मन में हिलोर लेने लगते हैं। ऐसे में आलस्य, पढ़ाई के प्रति उत्साहहीनता, काम से जी चुराना आदि ऐसे व्यवहार हैं, जो उन्हें बिगड़ने की राह पर ले जा सकते हैं। ऐसी स्थिति में बच्चे को कैसे सुधारें, एक विवेचन...।

आलस्य

आलस्य छात्र जीवन का सबसे बड़ा शत्रु है, जो बच्चों के जीवन की सारी क्रियाओं को प्रभावित करता है। चूंकि छात्र जीवन निर्माण की अवस्था होती है, इसलिए यदि छात्र के जीवन में आलस्य घर कर लेता है, तो उसका निर्माण अवरुद्ध हो जाता है। आलसी बच्चे जीवन के किसी भी क्षेत्र में प्रगति नहीं कर पाते। आलस के कारण वे अवसर का लाभ नहीं उठा पाते हैं। यहां तक कि हाथ में आए हुए अवसरों का लाभ भी नहीं उठा पाते और फिर उनके पास पश्चात्ताप और आत्मग्लानि के सिवाय और कोई चारा नहीं रहता। कार्य के प्रति उत्साहहीनता के कारण वह हमेशा साथी मित्रों के मुंह की ओर देखते

23

रहते हैं। दूसरों की सफलाताओं, उपलब्धियों और प्रगति देख-देख कर जलते कुढ़ते रहते हैं। अपने दुर्भाग्य का रोना रोते रहते हैं। उनमें स्वावलंबन, आत्मविश्वास, मनोबल का नितांत अभाव रहता है। यहां तक कि उनमें किसी भी विषय पर निर्णय लेने की क्षमता भी समाप्त हो जाती है।

प्रसिद्ध मनोवैज्ञानिक लेमार्क के अनुसार बच्चों में पाई जाने वाली आलस की प्रवृत्ति तीन बातों से प्रभावित होती है–

1. वातावरण से अर्जित किया गया ज्ञान और उसमें ली गई रुचि,
2. अवयवों का उपयोग अथवा अनुप्रयोग,
3. अर्जित गुणों का संक्रमण।

लक्ष्य के प्रति पहले से ही पैदा हुआ नैराश्य भाव, भाग्य पर निर्भरता, प्रेरणा का अभाव, उत्साहहीनता, असफलताओं का भय आदि ऐसे अनेक कारण हैं, जो आलस्य की प्रवृत्ति को बढ़ाते हैं।

इसके विपरीत जो लड़के अपना वर्तमान और भविष्य बनाने में आलस त्याग कर निरंतर जागरूक रहते हैं, वे सफलता की नई ऊंचाइयों को छूते हैं। दोनों प्रकार की मनोवृत्तियां उनके वातावरण पर निर्भर करती हैं।

लेमार्क के अनुसार जब बच्चे अपनी शक्ति अथवा अवयवों का उपयोग नहीं करते, तो धीरे-धीरे उनकी यह शक्ति क्षीण होती जाती है और फिर वह इसका उपयोग करना नहीं चाहते। अंतःप्रेरणा का अभाव उन्हें यथास्थितिवादी बनाए रखता है।

यदि साथी मित्र भी इसी प्रकार के मिल जाते हैं, तो वे अपनी इस प्रवृत्ति को 'जो सुख चाहो अपना, तो बुद्धू बनकर रहो' जैसी सोच अपना कर अपना समय पीछे की बेंचों पर बैठकर बिता देते हैं। ऐसे बच्चों की अध्यापकों द्वारा की गई उपेक्षा उन्हें और भी आलसी और निकम्मा बना देती है। ऐसे बालक बहाने बना कर अपनी स्थिति को सुरक्षित करते रहते हैं। काम से जी चुराना इनकी दूसरी आदत बन जाती है। यदि इन्हें किसी दबाव में आकर कुछ काम करना भी पड़े, तो ये उसमें सफल नहीं होते।

आलस त्यागने पर ही मनुष्य अपने निश्चित लक्ष्य को प्राप्त कर सकता है। सफलताएं हमेशा उद्यमी, कर्मशील और मेहनती बच्चों को ही मिलती हैं। संसार के सारे सुख कर्मण्य व्यक्तियों को ही मिलते हैं। उद्यमी और कर्मशील व्यक्ति विषम परिस्थितियों में भी धैर्य, साहस और विवेक से काम लेते हैं और अपने भाग्य का निर्माता स्वयं बनते हैं। ऐसे कर्मयोगी न केवल समाज के प्रति अपने दायित्वों को पूरा करते हैं, बल्कि राष्ट्र को भी नई दिशा देते हैं। इतिहास

साक्षी है कि देश में जितने भी महान हुए हैं, वे सबके सब अपने अथक प्रयासों, मेहनत और कर्म से हुए हैं। आलस्य इनके जीवन से कोसों दूर रहा है। सच तो यह है कि उनकी महानता, उनकी क्रियाशीलता की ही देन थी।

कहते हैं कि पं. जवाहरलाल नेहरू केवल 2-3 घंटे सोते थे। आलस्य उन्हें छू तक नहीं सका था। जब देखो, तब वे हमेशा तैयार रहते थे। 'आराम-हराम है' जैसा नारा उनकी सक्रियता का प्रमाण है।

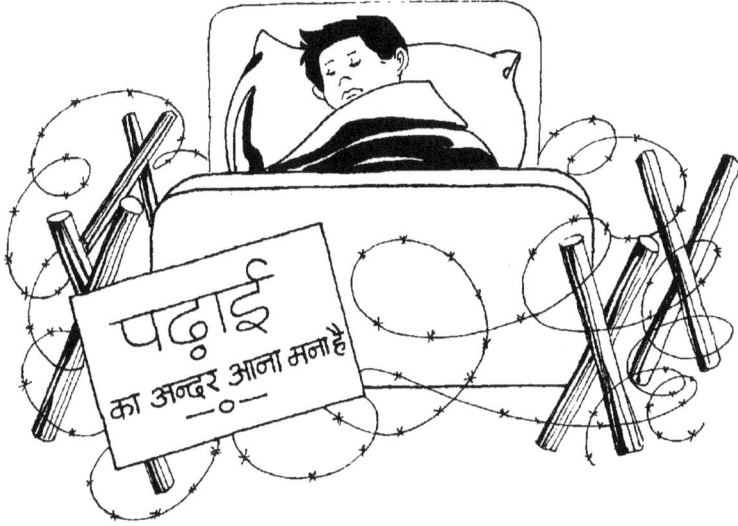

आशय यह है कि आलस्य बच्चों में पाया जाने वाला वह दोष है, जिसके कारण न तो वह पारिवारिक अपेक्षाओं को पूरा कर पाता है और न स्वयं अपना वर्तमान अथवा भविष्य ही बना पाता है। ऐसे बच्चे भला राष्ट्र का क्या हित करेंगे?

अभिभावक स्वयं आलस्य से बचकर बच्चों को आलस्य से बचा सकते हैं। बच्चे को आलस्य से दूर रखने का मुख्य उपाय है उसमें काम के प्रति ऊब पैदा न होने दें।

पढ़ाई में ऊब

किसी भी छोटी-बड़ी कक्षा का परीक्षा परिणाम उठा कर देखें, तो सहज में ही इस निष्कर्ष पर पहुंच सकेंगे कि सभी बच्चों की रुचि पढ़ाई में एक जैसी नहीं होती। यदि कुछ सामान्य से बहुत अच्छे हैं, तो कुछ केवल सामान्य हैं और

कुछ सामान्य से कम। यही स्तर उनके भविष्य को बनाता है। उन्हें सफलता की नई ऊंचाइयों तक ले जाता है।

मनोवैज्ञानिकों के अनुसार पढ़ाई में ऊब के कारण ही लड़के पढ़ाई में पिछड़ जाते हैं। इस पिछड़ेपन के कारण ही वे कक्षाओं से, स्कूल से भागते हैं। स्कूल का समय सड़कों, स्टेशनों, तालाब, नदी, झील, पार्क आदि में व्यतीत करते हैं। उनकी पढ़ाई-लिखाई की यह अवस्था, जो निर्माण की होती है, उन्हें बिगाड़ने लगती है। उनमें बिगाड़ के संस्कार डालने लगती है।

पढ़ाई में ऊब आज शिक्षा जगत् की सबसे बड़ी समस्या है और इसी ऊब के कारण करोड़ों रुपया अपव्यय हो रहा है, क्योंकि लगभग 30 से 40 प्रतिशत बच्चे पूर्व माध्यमिक कक्षाओं तक पहुंचते-पहुंचते ही पढ़ाई छोड़ देते हैं। पढ़ाई में इस ऊब के प्रमुख कारण निम्नलिखित हैं–

1. रुचि में कमी, पढ़ाई जाने वाली पाठ्य सामग्री में नीरसता।

2. विद्यालयों का आकर्षण विहीन होना।

3. बस्ते का भारी-भरकम बोझ।

4. मातृभाषा के माध्यम से शिक्षा न देना। अंग्रेजी के प्रति बढ़ता उत्साह, जो शीघ्र ही ज्ञानावरोध का कारण बन जाता है।

5. शिक्षा का रोजगार से संबद्ध न होना। पढ़ाई के प्रति बच्चों में आ गई अरुचि, ऊब, नीरसता को समाप्त करने के लिए अभिभावकों और शिक्षकों का संयुक्त प्रयास होना चाहिए। इसके लिए यह बहुत आवश्यक है कि बच्चों की मानसिकता का अध्ययन कर उन्हें प्रारंभ से ही ऐसे स्कूलों में प्रवेश दिलाएं, जहां बच्चे बड़े उत्साह, उमंग और प्रसन्नता के साथ पढ़ें-लिखें। विद्यालय का वातावरण दमघोंटू, ऊबाऊ न हो। इस संबंध में मनोवैज्ञानिकों ने कुछ आंतरिक और बाहरी प्रेरकों को अपनाने की सलाह दी है।

सामाजिक मान-प्रतिष्ठा की प्राप्ति, पढ़े-लिखे लोगों का सामाजिक स्तर, वैचारिक उदारता आदि ऐसी अनेक बातें हैं, जो बच्चों को पढ़ने के लिए हमेशा प्रेरित करती हैं और बच्चा समाज में उस प्रतिष्ठा के लिए कड़ी मेहनत कर पढ़ता-लिखता है।

प्रशंसा, पुरस्कार, दंड, सामाजिक अवमानना का भय, हीनता, अपने समाज में दूसरों से पिछड़ जाने का भय आदि ऐसी अनेक बातें हैं, जो बच्चों को पढ़ने के लिए प्रेरित करती हैं। सच तो यह है कि ये प्रेरक तत्व ही बच्चों को शक्ति

प्रदान करते हैं और बच्चे नई-नई सफलताओं के लिए प्रयासरत रहते हैं। ये प्रेरणाएं ही व्यक्ति को संतुष्टि प्रदान करती हैं और अगली सफलता के लिए उन्हें और अधिक मेहनत करने की शक्ति देती हैं।

काम से जी चुराना

आलस्य, पढ़ाई में पिछड़ापन, आत्मविश्वास में कमी, उत्साह हीनता आदि के कारण कई लड़कों में हर काम से जी चुराने की आदत-सी बन जाती है। काम से जी चुराने की इस आदत का मनोवैज्ञानिक कारण अनुभवों की कमी का होना है। जिन बच्चों पर बाल्यकाल से ही पाबंदियां लगाकर उन्हें घर में कुछ भी नहीं करने दिया जाता, अथवा अति लाड़-प्यार के कारण उन्हें कुछ करने के अवसर नहीं दिए जाते, उनमें काम से जी चुराने की आदत पड़ जाती है। बाद में भी असफलताओं का भय, साधनों की कमी, प्रेरणाओं का अभाव बच्चों को कोई भी काम करने के लिए उत्साहित नहीं करते। ऐसे बच्चे अपनी यथास्थिति में ही संतुष्ट होने के प्रयास करते हैं और आगे नहीं बढ़ पाते।

इस संबंध में कहा जाता है कि जो बच्चे शारीरिक दृष्टि से स्वस्थ, निरोग, हृष्ट-पुष्ट और सुंदर होते हैं, उनमें वीर-पूजा की प्रवृत्ति पाई जाती है और वे हर काम को बड़े उत्साह, लगन और निष्ठा के साथ आत्मविश्वास से पूरा कर लेते हैं। ऐसे बच्चे ही स्कूल और परिवार में शिक्षकों और अभिभावकों के स्नेह के पात्र बनते हैं, और विभिन्न कलाओं और खेलों में भी अपना स्थान बना लेते हैं। परिवार और समाज में अपनी पहचान भी निर्मित कर लेते हैं।

जो बालक चिड़चिड़े स्वभाव का होता है, बात-बात में रूठता-मचलता है, कभी हंसता नहीं, उसमें संवेगों की स्थिरता का गुण पाया जाता है। ऐसे बच्चों की किसी गतिविधि में रुचि नहीं होती। ये बच्चे संवेगात्मक रूप से असंतुलित होकर अपने ही परिवार, समाज और स्कूल में समायोजन के अभाव में बिगड़ने लगते हैं। आशय यह है कि काम से जी चुराने की आदत बच्चे को प्रगतिशीलता की दौड़ से बाहर कर देती है। वह ललचाई नजरों से अपने अन्य साथियों का आगे बढ़ना तो देखता है, लेकिन स्वयं अपने लिए हीनभावनाएं ही ओढ़े रखता है।

समाधान

1. बच्चों को अपनी श्रेष्ठता प्रदर्शित करने के पर्याप्त अवसर दें। उनकी श्रेष्ठता को परिवार, स्कूल और समाज में सराहें। उन्हें सम्मान दिलाने में सहयोग करें।

2. बच्चों को मित्र बनाने-बनवाने में सहायता करें। उनके घर आने पर उनका स्वागत-सत्कार करें। उन्हें मान-प्रतिष्ठा दें।

3. बच्चों को सलाह दें कि वे अवसर का लाभ अवश्य उठाएं।

4. अवसर से लाभ उठाना एक अच्छा गुण है, जबकि अवसरवादी होना दोष है। अतः उन्हें इसका अंतर अवश्य बता दें।

5. बच्चों की पढ़ाई-लिखाई संबंधी कठिनाइयों का समाधान अपने स्तर पर करें। उन्हें किसी अच्छे स्कूल में प्रवेश दिला देने तक ही अपने कर्तव्यों की इतिश्री न मानें। स्कूल से निरंतर संपर्क बना कर रखें।

6. बच्चों की अध्ययन संबंधी कठिनाइयां मित्रों के साथ बांटने के लिए प्रेरित करें। इसमें सबसे अच्छा समाधान उनके मित्र ही कर सकते हैं।

7. बच्चों का अधिकतम समय स्वाध्याय में व्यतीत हो, इसका ध्यान रखें।

8. काम करने से व्यक्ति की पहचान बनती है और महत्व बढ़ता है, इस सच का बच्चों के सामने स्वयं आदर्श प्रस्तुत करें।

9. असफलता का भय बच्चे के मन में कभी न आने दें। असफलता तो सफलता की पहली सीढ़ी है।

10. बार-बार किया गया अभ्यास बच्चे को कुशल बनाकर सफलता के निकट ले आएगा। इसलिए पढ़ाई, या अन्य काम करने में बच्चों को निरंतर अभ्यास के लिए प्रेरित करते रहें।

जीवन के सभी आकर्षण विवेक के अभाव में अभिशाप बन जाते हैं।

—शीला सलूजा

फैशन, आवारागर्दी और गलत मनोरंजन

आधुनिक बनने की होड़ में लड़के-लड़कियां नित्य नए-नए फैशन के कपड़े पहनकर पाश्चात्य जीवन शैली की मृगतृष्णा में कुछ इस तरह से भटक रहे हैं कि उन्हें उनके जीवन का लक्ष्य भी नहीं पता। आवारागर्दी और गलत मनोरंजन उन्हें कहीं का नहीं छोड़ता। अश्लील साहित्य, ग्लैमर का आकर्षण और अश्लील बातें उन्हें इतना बिगाड़ देते हैं कि वे शारीरिक और मानसिक दोनों ही रूपों से पंगु और कुंठित हो जाते हैं।

आधुनिक बनने के चक्कर में स्वछन्द नाचना, गाना नियमों और कानूनों को तोड़ना, अनैतिक संबंधों को बढ़ाना आदि ऐसे व्यवहार हैं, जिन्हें फैशन के नाम पर अनेक लड़के-लड़कियां अपनाते हैं। ऐसे व्यवहारों को न तो सामाजिक जीवन में और न ही परिवार में प्रतिष्ठा मिलती है, न व्यक्तिगत रूप से लड़के-लड़कियों की सोच में ही कोई अच्छा परिवर्तन आता है। वास्तव में फैशन के नाम पर ये लड़के जो भी व्यवहार करते हैं, उससे उनकी सोच में विकृति ही आती है। इस प्रकार की सोच लड़कों को परिवार से दूर करती है। वे जुआ खेलना, सिगरेट पीना और शराब पीना आदि बुरी आदतें सीखने लगते हैं और धीरे-धीरे ये व्यवहार उनके जीवन का अंग बन जाते हैं।

फैशन, आवारागर्दी और मनोरंजन के नाम पर परोसी जाने वाली अश्लीलता-उच्छृंखलता को अपसंस्कृति का नाम देकर चाहे कितना ही कोसा जाए, मगर यह एक सत्य है कि ये व्यवहार ही बच्चों को बिगाड़ते हैं। होटल और क्लबों में हो रहे नंगे नाच अब लड़के-लड़कियों से इसलिए नहीं छिपे रह सकते, क्योंकि वे स्वयं भी कहीं-न-कहीं इस प्रकार के व्यवहारों को अपना रहे हैं।

फैशन और प्रदर्शन के नाम पर दिखावा, भड़कीले पारदर्शी वस्त्रों का पहनावा, सीमा से अधिक खर्च, दूसरों की देखा-देखी हाट ड्रिक्स लेना, फास्ट फूड खाना तथा मनोरंजन के नाम पर फूहड़ और उत्तेजक नाच-गाना आदि ऐसे आचरण हैं, जो शीघ्र ही लड़के-लड़कियों को आकर्षित करने लगते हैं। मध्यवर्गीय घरों के लड़के-लड़कियां जब बड़े घरों में जा कर इस प्रकार की शान-शौकत पूर्ण जिंदगी देखते हैं, तो वे अपनी अभावग्रस्त जिंदगी को न केवल कोसते हैं, बल्कि उन्हें अपनी आत्महीनता पर क्रोध भी आता है, तनाव भी बढ़ता है। फैशन की यही चमक-दमक उन्हें पथ भ्रष्ट करती है। साथ ही व्यवस्था के प्रति विद्रोही, पलायनवादी और कुंठित भी बनाती है।

आवारागर्दी

लक्ष्य से भटके, पढ़ाई-लिखाई में पिछड़े, साधनहीन अधिकांश लड़के सड़कों पर आवारागर्दी करते घूमते-फिरते हैं। इस समय की यह सबसे बड़ी समस्या है। ऐसे लड़कों को न घर में कोई काम होता है और न घर के बाहर। ऐसे आवारागर्दी करते लड़कों की स्थिति पेड़ से टूटे पत्तों जैसी होती है। अपने-अपने आर्थिक और मानसिक स्तर के ये लड़के कई प्रकार से गुटों में बंट कर अपना समय अपने-अपने हिसाब से व्यतीत करते हैं। इन्हें न तो स्कूल जाने की चिंता होती है और न होमवर्क की, न समय का बंधन, न अभिभावकों की टोका-टाकी। बस, स्वतंत्रता ही स्वतंत्रता। उन्मुक्त जीवन लक्ष्य रहित सोच। इनका अधिकांश समय अपने अन्य साथियों के साथ निरुद्देश्य घूमने फिरने में व्यतीत होता है। ऐसे लड़के अपना समय होटलों, सिनेमाओं या वीडियो गेम्स की दुकानों पर चाय, धूमपान, तंबाकू, गुटखे आदि खाकर व्यतीत करते हैं। इन्हें अपने साथियों की गलत संगत के कारण अन्य कई प्रकार की बुरी आदतें पड़ जाती हैं।

आवारागर्दी करते बच्चों के जेब खर्च भी बढ़ने लगते हैं, जिनकी पूर्ति करने के लिए ये झूठ बोलना सीख जाते हैं। फीस में हेरा-फेरी करना, दुकान से पैसे मारना, घर के बड़ों की जेब से पैसे चुराना और फिर बाहर के लोगों की जेब काटना भी ये सीखने लगते हैं। जिन बच्चों के खर्च हद से अधिक बढ़ जाते हैं, शराब अथवा ड्रग्स की आदतें पड़ जाती हैं, वे रुपयों के लिए घर का सामान भी बेचने लगते हैं। जब भी इन बच्चों के हाथ में कोई बड़ी चीज पड़ जाती है, तो इस बड़ी रकम को लेकर घर से भागने में भी संकोच नहीं करते। गांव के लड़के शहरों की ओर और शहरों के लड़के महानगरों की ओर पलायन करने लगते हैं।

जो अभिभावक अपने इन बच्चों को थोड़ा-सा भी समय नहीं दे पाते। उनकी

स्कूली और निजी आवश्यकताओं से परिचित होने की भी कोशिश नहीं करते। कामकाजी महिलाएं सुबह से शाम तक काम में कुछ इस प्रकार से जुटी रहती हैं कि उन्हें अपने बच्चों, विशेषकर किशोर बच्चों के लिए कुछ मिनट का समय भी नहीं मिलता। स्कूलों से भागने वाले इन आवारा लड़कों में शिक्षकों की भी कोई रुचि नहीं होती। ऐसे लड़के शीघ्र ही गलत लोगों के संपर्क में आ जाते हैं। ये गलत संपर्क कुछ ऐसे असामाजिक तत्वों के भी हो सकते हैं, जो बच्चों का उपयोग आपराधिक कार्यों, मादक पदार्थों की बिक्री या फिर राजनीतिक स्वार्थों की पूर्ति के लिए करते हैं। इससे ये लड़के अपराधों में इतनी प्रवीणता प्राप्त कर लेते हैं कि जहां ये कानून और व्यवस्था के लिए समस्याएं पैदा करने लगते हैं, वहीं अपना वर्तमान और भविष्य भी बिगाड़ लेते हैं। आवारागर्दी करते ये बच्चे अभिभावकों के लिए इतनी अधिक समस्याएं पैदा कर देते हैं कि वे अपने इन बच्चों से ही तौबा करने लगते हैं।

गलत मनोरंजन, अश्लील साहित्य, फिल्में आदि

सड़कों, गलियों और स्कूल कॉलेज परिसरों में बहुत से लड़के अपना समय कक्षाओं में पढ़-लिखकर नहीं, बल्कि गलत तरीके से मनोरंजन कर बिताना अपनी शान समझते हैं। यह सोच हमारी युवा पीढ़ी को बुरी तरह भ्रष्ट कर रही है। केवल इतना ही नहीं, बल्कि मनोरंजन के ऐसे-ऐसे तरीके अपनाए जा रहे हैं, जो इन लड़कों की मानसिकता को तो कामुक बनाते ही हैं, साथ ही इन्हें शारीरिक रूप से भी खोखला बना देते हैं। गलत मनोरंजन और यौन भावनाओं को भड़काने वाला एक ऐसा ही व्यवहार 'सेक्स आन लाइन' सुविधा है, जिससे पैसे के लालच में कुछ देशी-विदेशी कंपनियां युवाओं को अपने जाल में फंसाकर चरित्र को चौपट करने का कुचक्र चला रही हैं।

फोन पर सेक्सी बातें करना स्केटोलोबिया कहलाता है। गलत मनोरंजन का यह तरीका आजकल देश के हर छोटे बड़े शहर में सुलभ है। इसके अनुसार ये कंपनियां विभिन्न पत्र-पत्रिकाओं में विज्ञापन देकर युवाओं को आकर्षित करती हैं। इन विज्ञापनों में कुछ ऐसे उत्तेजक चित्र प्रकाशित होते हैं, जिन्हें देखकर लड़के-लड़कियां इन विज्ञापनों की ओर खिंचे चले जाते हैं। विज्ञापनों की सरस भाषा, विज्ञापन के साथ छपा किसी रूपसी का चित्र, बातें करती हुई उसकी मादक आंखें, आकर्षक 'पोस्टर' में बैठी लड़की आदि विज्ञापन के नाम पर लड़कों को गलत मनोरंजन देने का एक ऐसा कुचक्र है, जिसे जहर की पुड़िया कहा जा सकता है। इन विज्ञापनों और इनकी बातों में फंस कर जहां लड़के-लड़कियों का चारित्रिक

पतन हो रहा है, वहीं इनका आर्थिक शोषण भी खूब डट कर किया जाता है। कभी-कभी तो इन कुचक्रों में फंस कर लड़के-लड़कियों को ठगा भी जाता है। इन्हें ब्लैकमेल किया जाता है। इस प्रकार के व्यवहारों में फंसे लड़के नशे जैसी आदत से ग्रस्त हो जाते हैं और फिर जैसे-जैसे नशे के आदी के लिए नशा छोड़ना कठिन हो जाता है, उसी प्रकार इन गलत मनोरंजन के साधनों को छोड़ना भी कठिन हो जाता है।

फोन पर 'सेक्सी कान्फशियस' 'वाइल्ड फेंटेसी', 'शेयर माई रोमेंटिक ड्रीम्स', 'माई सीक्रेट एडवेंचर्स' जैसी अश्लील एवं उत्तेजक बातें सुन कर ये लड़के अनेक प्रकार के मनोरोगों से पीड़ित हो जाते हैं और फिर इन बातों को सुनने के लिए इतने आतुर रहते हैं, जैसे नशे का लती नशे के लिए रहता है।

फोन पर इस प्रकार की सेक्सी बातें करने का व्यवसाय पूरी दुनिया में फल फूल रहा है। जहां पामेला, डायना, रोजी, हेलन आदि काल्पनिक नामों वाली लड़कियां लड़कों से अश्लील बातें कर उन्हें इतना अधिक उत्तेजित कर दिया जाता है कि ये लड़के यौन संबंधी 'असामान्य' व्यवहार करने के लिए विवश हो जाते हैं। मनोरोग से संबंधित दिल्ली के डॉ. अरुण गुप्ता का मत है कि ऐसे लड़के शीघ्र ही सेक्स से संबंधित बीमारियों से पीड़ित हो जाते हैं और सामान्य दिखाई देते हुए भी असामान्य होते हैं।

स्कूली बच्चों की मानसिक सोच में आई यौन विकृतियों का बढ़ता ग्राफ आज के समाजशास्त्रियों का सबसे बड़ा चिंता का विषय है, क्योंकि यौन भावनाओं को भड़काने वाले अन्य कई साधन समाज में प्रचुर मात्रा में सुलभ हैं। द्विअर्थी फिल्मी संवाद, फिल्मी गाने, अश्लील साहित्य, अश्लील पत्र-पत्रिकाएं सभी स्थानों पर सरलता से सुलभ हैं। कंप्यूटर की शिक्षा दिला कर जो अभिभावक अपने बच्चों को बिल गेट्स बनाने का सपना देख रहे हैं, उन्हें भी इस सच्चाई का ज्ञान नहीं कि उनके बच्चे कंप्यूटर पर ही अपनी मानसिक विकृतियों का कमाल दिखा रहे हैं, जो उन्हें बिगाड़ रहा है। कंप्यूटर आधुनिक सूचना तकनीक का महत्वपूर्ण यंत्र है। आज कंप्यूटर विज्ञानी दुनिया-भर पर छाये हुए हैं। अतः इसका सकारात्मक प्रयोग हो।

यह सच है कि ग्लैमर भरी जिंदगी जीने की चाह और तड़क-भड़क भरी जीवन शैली ने लड़के-लड़कियों को इतना अधिक प्रभावित किया है कि वे जीवन की सच्चाइयों को ही झुठलाने लगे हैं। परिणामस्वरूप स्वयं तो ठगे ही जाते हैं, दूसरों को भी ठगने में पीछे नहीं रहना चाहते। इस काम में उन्हें अपने भले-बुरे का ख्याल भी नहीं रहता। सच तो यह है कि बचपन की सीमा को पार

करते, युवा हो जाने को उतावले बच्चे और उनका यह उतावलापन ही उन्हें बिगाड़ता है।

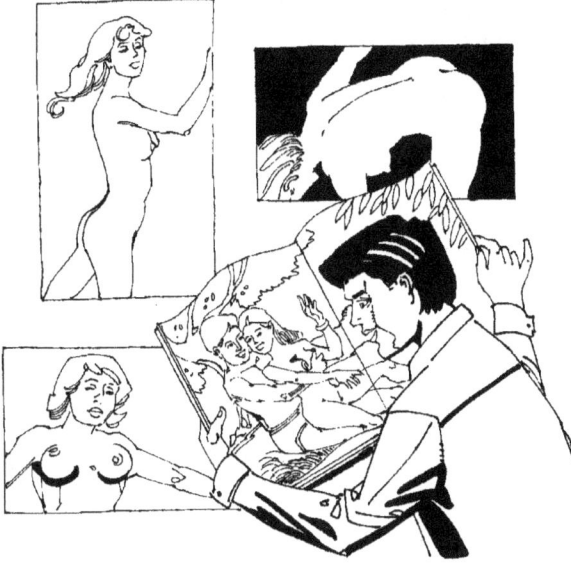

आवारागर्दी, गलत मनोरंजन के संबंध में अभिभावकों की जागरूकता आवश्यक है। यह जहां बच्चों को बिगड़ने से बचाएगी, वहीं बच्चे अपने भविष्य के बारे में जागरूक भी बनेंगे।

समाधान

1. फैशन के नाम पर बच्चों को भड़कीले वस्त्र न पहनने दें। तंग, कसे हुए, पारदर्शी वस्त्र यौन भावनाओं को भड़काते हैं।

2. व्यावहारिक जीवन में हमेशा सामान्य शिष्टाचार का पालन करें। बच्चों के बैठने, उठने, खेलने, बातचीत करने, परिचय देने आदि में शिष्टता और शालीनता का ध्यान रखें।

3. आधुनिकता के नाम पर शराब, जुआ, धूम्रपान आदि का व्यवहार न अपनाएं। बच्चों के सामने इस प्रकार के आचरण कर उन्हें इसके लिए छूट न दें।

4. अपने समय का सर्वोत्तम उपयोग करें और बच्चों को प्रेरित करें कि उनके समय का भी अच्छा उपयोग हो।

5. अपने घर, अपनी बैठक, अपने बरामदे में अपनी वस्तुओं का रख-रखाव इतनी सुंदरता से करें कि उसमें विशिष्टता दिखाई दे और बच्चों की अभिरुचि गृह-सज्जा में विकसित हो तथा इस सज्जा में उसकी मौलिक सुघड़ता दिखाई दे।

6. अश्लील साहित्य, बातों, कामुक दृश्यों से दूर रखने के लिए बच्चों में प्राकृतिक दृश्यों और सुंदर चित्रों को देखने, उन्हें बनाने की ललक पैदा करें।

7. इस सत्य को जान लें कि ग्लैमर भरी जिंदगी जीने की चाह को यदि आपने साधनों की पवित्रता से नहीं जोड़ा, तो यह जिंदगी लड़कों को जिल्लत भरी जिंदगी के सिवाय कुछ और न दे सकेगी, इसलिए साधनों की पवित्रता को जीवन का अनिवार्य अंग बनाएं।

8. फैशन और ग्लैमर का आकर्षण मानसिक संकीर्णता की सोच है, इसलिए इसके पीछे न भागें। सादगी अपने आप में एक कभी न बदलने वाला फैशन है, इसलिए इस सत्य को स्वीकारें और हमेशा सादा जीवन उच्च विचार ही अपनाएं।

9. मनोरंजन के लिए खेलकूद, व्यायाम, स्वाध्याय, समाचार-पत्र पढ़ना, धार्मिक पुस्तकों का अध्ययन और जानकारियां संकलन करना आदि व्यवहार ही अपनाएं। पर्यटन, वाद-विवाद, पत्र-लेखन आदि कुछ ऐसे अन्य व्यवहार हैं, जिन्हें अपनाकर आप अपने समय का सदुपयोग कर सकते हैं, ज्ञान-विज्ञान की नई-नई बातें जान सकते हैं।

10. जो सोच-विचार, व्यवहार और साधन गलत हैं, उनके परिणाम भला कैसे अच्छे हो सकते हैं? अतः मनोरंजन के नाम पर ऐसे व्यवहारों को न अपनाएं, जिन्हें आप सबके सामने करने में लज्जित होते हैं, मुंह छिपाते हैं।

नई पीढ़ी भी अपनी आने वाली पीढ़ी को विरासत में वही कुछ देती है, जो उसे अपने पूर्वजों से प्राप्त होता है।
— दीपक पुरोहित

यौनाकर्षण-अंतःस्त्रावी ग्रंथियों में परिवर्तन

बचपन और किशोरावस्था का संधिकाल यौनाकर्षण का काल होता है। इस अवस्था में अंतःस्रावी ग्रंथियां सक्रिय होकर किशोर मन की भावनाओं को न केवल उत्तेजित और आनंदित करने लगती हैं, बल्कि अपने आप में हो रहे शारीरिक और मानसिक परिवर्तनों के प्रति जिज्ञासु भी बनाने लगती हैं। अंतःस्रावी ग्रंथियों के प्रभाव के कारण युवा मन में अपने ही यौन अंगों को स्पर्श करने की चाह पैदा होती है और स्पर्श सुख से मिलने वाली आनंदानुभूति उसे निरंतर इस ओर आकर्षित करती रहती है। अंतःस्रावी ग्रंथियों के ये प्रभाव और यौन विकार किशोरों में यौन संबंधी समस्याएं पैदा करते हैं।

एकांत के खतरे

मनोवैज्ञानिकों, मनोचिकित्सकों का मत है कि एकांत के क्षणों में अंतःस्रावी ग्रंथियां सक्रिय हो जाती हैं और लड़के-लड़कियों के मन में कुछ रोमांचकारी, अद्भुत, अनोखा, अति उत्साहजनक कार्य करने की इच्छा बलवती होने लगती है। इन क्षणों में उसके मन में विपरीत सेक्स की कल्पनाएं साकार होने लगती हैं और वह अपने मन में दबी इच्छाओं को पूरा करने की सोचने लगता है। यदि इन क्षणों में उसे एकांत मिल जाता है या मित्रों आदि से किसी भी प्रकार का प्रोत्साहन मिल जाता है, तो उसमें सामाजिक और नैतिक वर्जनाओं की पकड़ ढीली होने लगती है। इसलिए यौन संबंधी अधिकांश सामान्य, असामान्य घटनाएं इन एकांत के क्षणों में होती हैं।

इसलिए लड़कों को अधिक समय तक एकांत में न बैठने दें। एकांत में रहने, सोने, बैठने, पढ़ने का अर्थ यह है कि उसके मस्तिष्क में अंतःस्रावी ग्रंथियां सीधा प्रभाव डालेंगी और वह एकांत पाते ही कुछ न कुछ असामान्य व्यवहार अवश्य करेगा।

हस्तमैथुन

गलत मनोरंजन, अश्लील साहित्य के अध्ययन, उत्तेजक फिल्मी दृश्यों, द्विअर्थी संवादों को सुनने, समझने से किशोरों की यौन भावनाएं उत्तेजित होने के कारण वे अपने यौन अंगों का स्पर्श करने लगते हैं। इस क्रिया को अंग्रेजी में मास्टरबेशन (Masterbation) कहते हैं। उत्तेजित यौन अंगों को अपने ही हाथों से हिलाना और घर्षण पैदा कर वीर्यपात करना हस्तमैथुन कहलाता है। चूंकि किशोरावस्था प्रारंभ होते ही अंतःस्रावी ग्रंथियों की सक्रियता से शुक्राशय में स्राव भरने की प्रक्रिया प्रारंभ हो जाती है, पुरुष हार्मोन विकसित होने लगते हैं, इसलिए स्वतः ही यौनांगों में उत्तेजना आने लगती है। यह उत्तेजना बातें करने, विपरीत सेक्स के अंगों की कल्पना करने या यौन क्रीड़ा करने से बढ़ती है। इसलिए बच्चे आपस में इन बातों में रुचि लेने लगते हैं। हस्तमैथुन से थोड़ी देर के लिए जो रोमांच, उत्तेजना और मादक अनुभव प्राप्त होता है, उस आनंददायक अनुभव से ही लड़के बाद में अपने आपको हलका अनुभव करने लगते हैं। यह प्राकृतिक नियम है कि हमारे मन में जो विचार या भाव एक बार आ जाता है, उसकी बार-बार पुनरावृत्ति करने से मन संतुष्टि अनुभव करता है और यह व्यवहार ही अंत में आदत बन जाता है। आदत चाहे कितनी भी हानिकारक अथवा गलत क्यों न हो सरलता से नहीं छूटती।

हस्तमैथुन के बारे में अनेक प्रकार की भ्रांतियां लोगों द्वारा इसलिए फैलाई जाती हैं, ताकि लड़कों में ऐसी आदत न पड़े अथवा वे इस प्रकार का आचरण न करें। एक गलत धारणा यह भी है कि एक बूंद वीर्य का निर्माण होने में 100 बूंद खून के बराबर शक्ति का उपयोग होता है। यदि एक बूंद वीर्य नष्ट होता है, तो 100 बूंद रक्त की क्षति होती है। वीर्य शरीर का राजा है, इसलिए इसे संभाल कर रखना चाहिए। हस्तमैथुन करने से अनेक रोग पैदा हो जाते हैं। ऐसा भी कहा जाता है इन सबके पीछे एक ही उद्देश्य होता है कि लड़के इस प्रकार की क्रिया के प्रति हतोत्साहित हों। यद्यपि कुछ वैज्ञानिकों का मत है कि हस्तमैथुन एक सामान्य क्रिया है और इसके इतने भयानक परिणाम नहीं होते, जितने समाज में फैले हुए हैं। यह बात अलग है कि कोई भी असामान्य क्रिया जब एक लम्बे

36

समय तक की जाती है, तो उसके स्वाभाविक दुष्परिणाम तो होते ही हैं, फिर यौनांग तो शरीर के अति संवेदनशील अंग हैं, इसलिए इस प्रकार की क्रिया करने से उसमें शिथिलता और शीघ्रपतन की स्थिति निर्मित हो जाना एक स्वाभाविक क्रिया है। इसलिए किशोरावस्था प्राप्त लड़के-लड़कियों को इस असामान्य क्रिया के प्रति सावधानी तो बरतनी ही चाहिए।

सावधानियां : गलत संगत या क्षणिक आनंद के लिए कोई लड़का-लड़की यदि इस प्रकार की क्रिया करने लगा है और यदि दृढ़ इच्छा शक्ति, नियम संयम का पालन कर इस आदत को छोड़ देता है, तो उसका जीवन सामान्य हो जाता है। इसलिए इस विषय में बच्चों के भोजन और नैतिकता पर विशेष ध्यान दें। तामसिक भोजन न देकर पौष्टिक आहार दें। दिनचर्या को संतुलित बनाएं। इस विषय में परेशान होने की आवश्यकता नहीं। न ही किसी प्रकार के नीम हकीमों से शक्तिवर्धक गोलियां अथवा टॉनिक लेने की आवश्यकता है।

हस्तमैथुन से बचने के लिए कामुक दृश्यों, कामुक भाव-भंगिमा, अश्लील साहित्य, विपरीत सेक्स वालों के स्पर्श, चितवन, छेड़छाड़, हंसी-मजाक, हाथापाई, छिप कर ऐसे दृश्यों को देखना, जिससे कामोत्तेजना पैदा हो, द्विअर्थी बातचीत करना, अश्लील चित्र बनाना-देखना, युवतियों के अधोवस्त्र देखना या स्पर्श करना आदि व्यवहारों से बचना चाहिए। बस अथवा रेल में भी कभी-कभी अधिक भीड़ के कारण कुछ लड़के अथवा युवा पुरुष जानबूझ कर कुछ ऐसे प्रयास अथवा क्रिया करते हैं, जिससे अश्लीलता का प्रकटन होता है और यौन भावनाएं शमित हो जाती हैं।

यदि लड़के-लड़कियों को इस प्रकार के व्यवहारों से दूर रखा जाता है, तो फिर हस्तमैथुन का विचार मन में आता ही नहीं। इसलिए इस विषय में अन्य किसी उपचार की अपेक्षा सावधानियां ही अधिक सफल उपाय हैं।

लड़कों को भी इस सत्य से परिचित होना चाहिए कि यौन संतुष्टि का यह उपाय अस्वाभाविक, अप्राकृतिक और आत्महीनता प्रदान करने वाला है। इसलिए इसे अपना कर अपने पैरों पर कुल्हाड़ी मारने जैसा आचरण न करें। समय रहते अपनी सोच को स्वस्थ और चिंतनशील बनाएं।

समलैंगिक मैथुन

लड़के-लड़कियों में अपनी यौन भावनाओं अथवा यौन उत्तेजनाओं को शांत करने के लिए समलैंगिकता एक अप्राकृतिक व्यवहार है। यह व्यवहार अनुचित है, असामान्य है, आधारहीन है, वह भला समाज के गले कैसे उतर सकता है। यह

विवाह योग्य उम्र बीत जाने के बाद अथवा अतृप्त यौन भावनाओं की अभिव्यक्ति के लिए लड़के-लड़कियां अपने समान लिंगियों से करते हैं। इस व्यवहार का कोई वैज्ञानिक अथवा शारीरिक आधार नहीं है। अतः जहां तक हो, लड़के-लड़कियों को इससे बचना चाहिए। होस्टल में रह रहे लड़के-लड़कियों को इस संबंध में विशेष रूप से सावधानी बरतनी चाहिए, क्योंकि अधिकतर इस प्रकार के संबंध में वरिष्ठ लड़के-लड़कियां अपने कनिष्ठ साथियों से बनाना-बढ़ाना चाहते हैं और वे ही जूनियर लड़के-लड़कियों को डरा-धमका कर इस व्यवहार में डाल देते हैं। जब कोई ऐसा व्यवहार करने लगता है, तो फिर उसे भी यह अच्छा लगने लगता है और वह भी इसका आदी बन जाता है। अतः सदाचरण की शिक्षा देकर बच्चों को इस कुमार्ग से रोकें।

गर्ल फ्रेंड और बॉय फ्रेंड की मानसिकता

स्वतंत्रता और समानता की हवा लड़के-लड़कियों को ऐसी लगी है कि आधुनिकता का अर्थ वे गर्ल फ्रेंड और बॉय फ्रेंड से लगाने लगे हैं। यहां तक कि लड़का-लड़की अपने आपको उतना ही अधिक स्मार्ट और आधुनिक मानते और समझते हैं, जिसके जितने अधिक गर्ल फ्रेंड अथवा बॉय फ्रेंड हों। कच्ची उम्र के ये संबंध

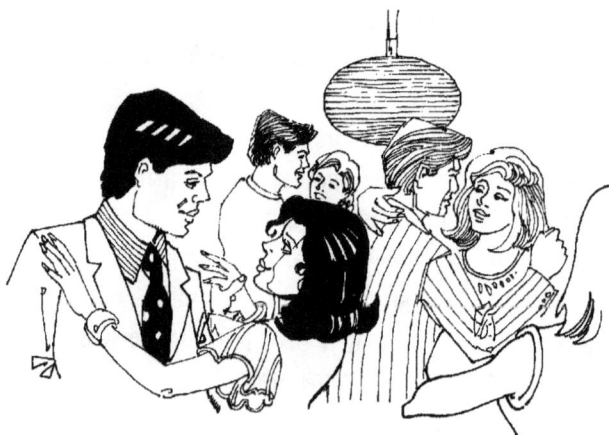

न तो दोस्ती का अर्थ जानते हैं और न ही इन संबंधों की गंभीरता को ही समझते हैं। बस, लड़के-लड़कियों को दोस्त बनाना, उनके साथ बातचीत करना, उन्हें भावनाओं में बहा कर उनकी कच्ची मानसिक सोच का लाभ उठाना और फिर अवसर पाकर उनके साथ शारीरिक संबंध बनाना एक सामान्य व्यवहार हो गया

है। आर्थिक रूप से संपन्न परिवारों के लड़के-लड़कियां तो अपने इन गर्ल फ्रेंड अथवा बॉय फ्रेंड का उपयोग एक वस्तु की तरह करते हैं, जिसे वे कितनी भी कीमत देकर खरीद सकते हैं और उपयोग करके छोड़ सकते हैं।

आधुनिक प्रगतिशील समाज का यह एक कटु सत्य है, इसलिए अभिभावकों, यहां तक कि स्वयं लड़के-लड़कियों को इस सत्य को स्वीकारना चाहिए कि वे इस प्रकार के संबंधों के प्रति सावधान रहें और संदिग्ध चरित्र वाले लड़के-लड़कियों से दूर रहें, जो अवसर पाते ही अपनी गर्ल फ्रेंड को पार्क अथवा एकांत स्थान के पीछे ले जाना चाहते हैं अथवा बात-बात में 'किस' के लिए विवश करते हैं।

समाधान

1. हस्तमैथुन के व्यवहार को सहज, सरल, सामान्य और स्वाभाविक क्रिया मानें, इसके लिए लड़कों को अपमानित न करें।

2. लड़के-लड़कियों के मैत्री संबंधों को कहीं भी असामान्य न होने दें। अमर्यादित व्यवहार को हतोत्साहित अवश्य करें।

3. समलैंगिक व्यवहारों को मनोरोग मान कर इसके लिए व्यावहारिक उपाय करें। लड़के-लड़कियों की उचित उम्र में शादी करें।

4. लड़कों को आवारागर्दी से बचाने के लिए उन्हें किसी काम में लगाएं। उनकी प्रतिभा और अतिरिक्त शक्ति का उपयोग रचनात्मक कार्यों में करें। ऐसे कार्य भले ही श्रमसाध्य क्यों न हों, बच्चों की शक्ति का सदुपयोग होता है।

5. बच्चों को समझाएं कि वे ऐसे गर्ल फ्रेंड अथवा बॉय फ्रेंड से दूर रहें, जो एक-दूसरे से शारीरिक समर्पण की अपेक्षा करते हों। ऐसे मित्र एक-दूसरे को पा लेने के बाद दूसरे दिन से ही आंखें बदल लेते हैं।

6. किशोरावस्था कैरियर निर्माण और चरित्र निर्माण की अवस्था होती है, इसलिए प्रेम संबंधी ऐसी भावनाएं न पनपने दें, जो बच्चों को निराशा के अंधेरों में भटकने के लिए छोड़ दें। बच्चों को बदले की भावना से भी बचाएं, क्योंकि प्रतिशोधी भावनाएं किसी को भी सुखी नहीं बनातीं।

7. गर्ल फ्रेंड अथवा बॉय फ्रेंड के प्रति दूषित और प्रतिशोधी बच्चों को समझाएं कि वे विचार मन में न लाएं। न ही एक-दूसरे से बड़ी-बड़ी अपेक्षाएं करें। बदला लेने के लिए हिंसक अथवा क्रूर भावनाएं बच्चों को बिगाड़ती हैं, इसलिए इन्हें किसी भी स्तर पर प्रोत्साहन न दें।

8. यदि किसी कमजोरी अथवा भ्रम के कारण लड़कों-लड़कियों ने एक दूसरे से कोई अप्रिय समझौता कर लिया है, तो 'जब जागो तभी सवेरा' के सच को स्वीकार कर अपनी स्थिति को संभालें और अनुचित समझौतों से मुक्त होने के लिए प्रेरित करें।

9. यौन भावनाओं पर नियंत्रण रखने के लिए बच्चों को हमेशा अश्लील साहित्य, अश्लील विचारों, दृश्यों और कामुक चित्रों से दूर रखें। हमेशा अपनी सोच को धर्म तथा आदर्शों से जोड़ें।

10. किसी की कमजोरी से लाभ उठाने की मानसिकता से बचें। यह बहुत ही ओछी प्रवृत्ति होती है, जो धीरे-धीरे अपराध की ओर ले जाती है।

बड़े से बड़ा अपराधी भी यह चाहता है कि उसका बच्चा समाज में एक अच्छी छवि वाला नेक, शरीफ और अच्छा इंसान बने।

—**नीति वचन**

लक्ष्यहीनता-एक अभिशाप

कटी पतंग की स्थिति लक्ष्यहीन होती है। उसका अंजाम क्या होता है, यह किसी से छिपा नहीं। हर कोई उसे लूट लेना चाहता है। लक्ष्यहीनता की स्थिति बच्चों का वर्तमान और भविष्य कटी पतंग जैसा बना देती है, बिल्कुल अनिश्चित, असुरक्षित और कमजोर। लक्ष्यहीन बच्चे आंधी में गिरे फलों जैसे होते हैं, अपरिपक्व, उपेक्षित और लावारिस, जैसे बिगाड़ ही इनकी नियति हो।

स्कूल-कॉलेज में पढ़ रही भीड़ के लड़कों से जब यह पूछा जाता है कि उनके जीवन का लक्ष्य क्या है? वे पढ़-लिख कर क्या बनना चाहते हैं? वे क्यों पढ़ रहे हैं? तो अधिकाश छात्रों के पास उनके जीवन के लक्ष्य का कोई सटीक, तर्क संगत उत्तर नहीं होता। लक्ष्य के प्रति इस प्रकार की उदासीनता, उपेक्षा स्कूल-कॉलेजों का वातावरण ही बिगाड़ रही है। शिक्षा का स्तर निरंतर गिर रहा है। स्कूल-कॉलेज पढ़ने-लिखने, कुछ सीखने-सिखाने के स्थान पर समय बिताने के केंद्र बन रहे हैं। लड़के-लड़कियां यहां अपना टाइम 'पास' करने आते हैं। सैर-सपाटे कर, कुछ देर कैंटीन में बैठ कर गप्पें मारते हैं या फिर छात्र संघों के माध्यम से अपनी दूषित मनोवृत्ति को मूर्त रूप देने में लगे रहते हैं। छात्र संघों के चुनावों में बाहरी राजनीतिज्ञ स्कूल-कॉलेजों में घुसपैठ कर इन लक्ष्यहीन छात्रों को अपनी ओर आकर्षित करते हैं और इस प्रकार ये लड़के अलग-अलग गुटों, खेमों, दलों, जातियों में बंट जाते हैं। स्कूल और कॉलेजों में जहां बुद्धि और विवेक का उपयोग होना चाहिए, वहां ये लक्ष्यहीन बच्चे गुटबाजी का शिकार हो रहे हैं।

ऐसे लक्ष्यहीन छात्र-छात्राएं ही अपने भविष्य और वर्तमान को सजाने-संवारने के सिवाय सब कुछ कर रहे हैं। लक्ष्यहीनता के कारण ये पिछली बेंचों पर बैठ कर या तो अपना समय व्यर्थ बिताते हैं या फिर 'थर्ड' डिवीजन में पास होकर बेरोजगारों की संख्या बढ़ा रहे हैं। इस तरह परिवार में असंतोष का कारण बने हुए हैं। बढ़ते बोझ के कारण ही इन्हें न तो अभिभावकों का स्नेह, सहयोग ही मिलता है और न ये परिवार की आशाओं-अपेक्षाओं के अनुरूप ही सिद्ध हो रहे हैं।

लक्ष्यहीन लड़के न तो पढ़ लिख ही पाते हैं और न किसी योग्य ही बन पाते हैं। ऐसे लड़कों के बारे में प्रमुख शिक्षा-शास्त्री और विचारक लिंग्विस्टन का मत है 'अर्द्धशिक्षित अनपढ़ों से अधिक खतरनाक हैं।' स्कूल-कॉलेजों के ये अर्द्धशिक्षित लड़के ही दूषित मनोवृत्तियों और आपराधिक गतिविधियों में लिप्त होते जाते हैं। ऐसे लड़के घर और बाहर दोनों जगह से ही उपेक्षा के जगह पात्र बनते हैं। क्योंकि न तो ये शिक्षित होकर अपना लक्ष्य प्राप्त कर पाते हैं और न आशिक्षित की तरह साधारण कार्यों से समझौते ही कर पाते हैं। ऐसे लड़के कल्पना को पूरी करने के लिए अपराध की ओर मुड़ जाते हैं और बहुत शीघ्र ही इन्हें अपने आप पर ग्लानि होने लगती है, क्योंकि इन्हें सब स्थानों पर उपेक्षा ही मिलती है।

जलती आग में घी का काम करती है छात्र संघ की गंदी राजनीति

छात्र संघों के चुनावों में लड़के-लड़कियों का अधिकांश समय छात्र-छात्राओं से निरंतर संपर्क बनाने, उन्हें प्रभावित करने, उनसे संबंध बढ़ाने आदि में व्यतीत होता है। संपर्क साधने के इस व्यवहार में चूंकि लड़कों को लड़कियों से बातचीत करने का अवसर मिल जाता है, इसलिए लड़के इन चुनावों में बड़ी दिलचस्पी लेते हैं और 'लाइट में आने' के सभी उपाय करते हैं। ये पैसे को पानी की तरह खर्च करते हैं। रात-रात होस्टलों के कमरों में विचार-विमर्श होता रहता है। चाय और बीयर के दौर भी चलते हैं। आशय यह कि छात्र इन चुनावों में वे सारे हथकंडे सीख जाते हैं, जो उन्हें पढ़ने-लिखने से वंचित कर देते हैं। कभी-कभी कुछ छात्र-छात्राएं इन चुनावों के कारण ही किन्हीं भ्रामक धारणाओं गलतफहमियों का शिकार हो जाते हैं और फिर इन्हीं गलतफहमियों के कारण एक-दूसरे की नजरों में सवालिया अपेक्षाएं तलाशने लगते हैं, जो उन्हें लक्ष्यों से दूर कर देती हैं।

कई बार तो ये चुनाव प्रतिष्ठा के सवाल भी बन जाते हैं और छात्र इन्हें

किसी भी कीमत पर जीतना चाहते हैं, चाहे इसके लिए उन्हें बाहरी तत्त्वों का सहारा ही क्यों न लेना पड़े। इस प्रकार की सोच छात्रों को उन राजनीतिज्ञों की शरण में पहुंचा देती है, जो आपाराधिक छवि वाले होते हैं अथवा जिनके संबंध माफिया गिरोहों, तस्करों और ऐसे ही लोगों से होते हैं। इन लोगों का संरक्षण और अभयदान पाकर ये छात्र इतने बिगड़ जाते हैं कि शीघ्र ही इनके कारनामे अखबारों की सुर्खियों में आने लगते हैं।

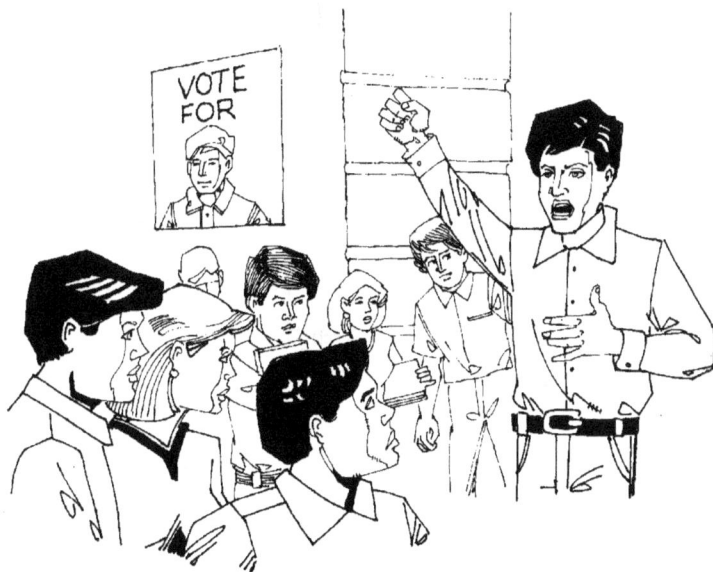

ऐसे छात्र नेता भावी पीढ़ी के दादा बन उन्हें भी इन्हीं राहों में चलने के लिए प्रेरित करते हैं। ऐसे छात्र ही अपनी आर्थिक आवश्यकताओं की पूर्ति के लिए धनी छात्रों से 'चौथ वसूली' करने लग जाते हैं। छात्राओं को आतंकित कर उनका शारीरिक और मानसिक शोषण करने लगते हैं।

आशय यह है कि जिस प्रकार से एक मछली सारे तालाब के पानी को गंदा कर देती है, उसी प्रकार से छात्र संघों की गंदी राजनीति करके छात्र अपने भविष्य को दांव पर लगा देते हैं।

लक्ष्यहीन लड़कों की स्थिति राह पर पड़े पत्थर जैसी होती है, जिसे हर कोई ठोकर मारते हुए निकल जाता है। सच तो यह है कि इस सृष्टि में मनुष्य चेतनायुक्त एक ऐसा प्राणी है, जो बुद्धि, विवेक और तर्क के आधार पर कुछ

इस प्रकार से नियोजित करता है, जिससे उसका वर्तमान और भविष्य न केवल सुरक्षित और सुनिश्चित रहे, बल्कि विपरीत परिस्थितियों में भी उसे किसी प्रकार की हीनता न सहनी पड़े। इसी विचार को अभिभावक अपने बच्चों को विरासत रूप में प्रदान कर उनके जीवन का लक्ष्य निर्धारित करते हैं। लक्ष्यहीन व्यक्ति को तो पग-पग पर असफलताओं का ही मुंह देखना पड़ता है।

प्यास लगने पर कुआं नहीं खोदा जाता। प्यास तो जीवन की शाश्वत आवश्यकता है और इसको बुझाने का प्रबंध समय से पूर्व करना ही बुद्धिमता है। बुद्धिमान समय पर सोच-समझ कर भावी भविष्य के लक्ष्य निर्धारित करते हैं। इन लक्ष्यों की प्राप्ति के लिए निरंतर संघर्ष करते हैं। जीविका का प्रबंध एक ऐसी ही सोच है, जिसके लिए निरंतर परिश्रम की आवश्यकता होती है। यही जीवन क्रम है। इसलिए लक्ष्य तो वे कर्म हैं, जिन्हें कर्मण्य व्यक्ति आशा, विश्वास, परिश्रम और मनोबल से प्राप्त करते हैं। इससे संतुष्ट होते हैं। संतुष्टि का यह अहसास लड़कों को निरंतर परिश्रम करने के लिए प्रेरित करता है, जो व्यक्ति जितना अधिक परिश्रमी होता है, लक्ष्य उसके उतने ही करीब आते हैं। इसलिए अभिभावकों को प्रारंभ से ही बच्चों के समक्ष जीवन के लक्ष्य निर्धारित करने चाहिए। इन लक्ष्यों की प्राप्ति के लिए उन्हें सहयोग, समर्थन, मॉरल सपोर्ट आदि देना चाहिए। इसके लिए यह बहुत आवश्यक है कि अपने बच्चों की क्षमताएं जानें। उन्हें इसके अनुरूप शिक्षण-प्रशिक्षण दिलाएं। इस विषय में समय-समय पर कैरियर कौंसिलर की सलाह लें, ताकि बच्चे अपने निर्धारित लक्ष्य को प्राप्त कर सफलता की नई ऊंचाइयों को छू सकें।

समाधान

1. बच्चों का भविष्य उसके वर्तमान पर ही निर्मित होता है, इसलिए उसके वर्तमान को सजाएं-संवारें।

2. हायर सेकंडरी परीक्षा उत्तीर्ण कर लेने के बाद उसके भविष्य की दिशाएं तय करें। कैरियर के संबंध में उसकी अभिरुचियां अब तक पूर्ण विकसित हो जाती हैं, इसलिए उसके निर्णयों को ही मान्यता, प्रतिष्ठा और सहयोग दें।

3. परंपरा से हटकर कुछ नया करने, नया सोचने के अवसर दें। इस नया करने की सोच में अविश्वास व्यक्त न करें। पर्यटन, एम.बी.ए., होटल प्रबन्धन, मार्केटिंग, सी.ए., जनसंपर्क, पत्रकारिता,

44

विज्ञापन, मॉडलिंग, वाद्य-यंत्रों का वादन आदि ऐसे व्यवसाय हैं, जिन्हें जीवन का लक्ष्य बनाया जा सकता है।

4. लक्ष्य निर्धारण में विकल्पों के द्वार हमेशा खुले रखें।

5. बच्चों के भविष्य निर्माण या लक्ष्य प्राप्ति में सबसे बड़ी बाधा 'होम सिकनेस' होती है। अतः बच्चों के लक्ष्य निर्धारण में बाधक न बनें। उन्हें भविष्य निर्माण के लिए बाहर जाने दें।

6. अधिकांश बच्चे परंपरागत रूप से होने वाले व्यापार अथवा कार्य में रुचि नहीं लेते, जबकि अभिभावक उनसे यह अपेक्षा करते हैं कि वे इन्हीं कार्यों या व्यापार को संभालें। इस विषय में बच्चों को विवश कर उनके जीवन में नीरसता के स्रोत पैदा न करें।

7. जो छात्र गणित, भौतिकशास्त्र जैसे विषयों में प्रवीण हों, उन्हें आई.आई.टी. के विभिन्न पाठ्यक्रमों में प्रवेश दिलाएं। उन्हें लक्ष्य प्राप्ति में पर्याप्त सफलताएं मिलेंगी।

8. चिकित्सा के क्षेत्र में यदि आप डॉक्टर नहीं बन पाए हैं, तो निराश न हों। चिकित्सा से संबंधित अन्य अनेक सेवाएं हैं। इनसे अपने आपको जोड़ें। इसमें नाम प्रतिष्ठा और सफलता की पर्याप्त संभावनाएं हैं।

9. बच्चों पर अपनी इच्छाएं, अपेक्षाएं, आशाएं, प्रभाव न थोपें।

10. संकल्पित होकर लक्ष्य प्राप्ति के लिए प्रयास करें। बच्चों की इच्छा शक्ति को बढ़ाएं। संकल्प के सामने कोई विकल्प नहीं होता।

अंधकार चाहे कितना ही घना क्यों न हो, प्रकाश की किरणें उसे पी जाती हैं।

—अज्ञात

पलायनवादी प्रवृत्ति न पनपने दें

पलायनवादी प्रवृत्ति बच्चों के व्यक्तित्व का एक ऐसा दोष है, जो उनके जीवन को नीरस, बोझिल, दिग्भ्रमित बनाकर परिवार और घर के प्रति विद्रोही बना देता है। जब ऐसे बच्चे अपनी ही बनाई हुई समस्याओं के जाल में इतने अधिक उलझ जाते हैं कि उन्हें इनका कहीं कोई समाधान नजर नहीं आता, तो वे घर से, यहां तक कि कभी-कभी जीवन से ही पलायन करने की सोचने लगते हैं, लेकिन यह पलायनवादी सोच और प्रवृत्ति न तो उनकी किसी समस्या का समाधान है और न कोई उपाय। इस बारे में एक चिंतन...।

प्रतिदिन देश-प्रदेश के समाचार-पत्रों में ऐसे अनेक विज्ञापन प्रकाशित होते हैं, जिनमें घर से पलायन कर गए युवाओं की तलाश होती है। दूसरी ओर घर से पलायन करने वाले लड़कों की जेब से जो पत्र मिलते हैं, उनमें भी आत्महीनता भरे ऐसे शब्द लिखे हुए होते हैं कि मन कचोट उठता है, दुख से भर उठता है। आखिर ऐसी क्या विवशता होती है इन युवाओं के सामने, ऐसी कौन-सी परिस्थितियां होती हैं कि लड़के-लड़कियां घर से भागने पर मजबूर हो जाते हैं? यह जानते हुए भी कि पलायन की यह प्रवृत्ति भविष्य को बिल्कुल चौपट कर देती है, वे एक ओर जहां घरवालों, मित्रों और परिचितों का विश्वास खो देते हैं, वहीं अपने भविष्य को भी अंधकारमय बना लेते हैं। कई बार तो ऐसे बच्चे गलत संगत के कारण इतने दुःसाहसी हो जाते हैं कि उन्हें कुछ भी करने और कहने में संकोच नहीं होता। मान-मर्यादा की सारी सीमाएं इन्हें बौनी लगने लगती हैं।

यह देखा गया है कि बच्चों में पलायन की प्रवृत्ति के लिए उनकी आत्महीनता,

46

भय और बाहरी दुनिया की चमक-दमक के प्रति आकर्षण उत्तरदायी होता है। अतः उनमें पलायनवादी सोच पैदा न हो, इसके लिए आवश्यक है कि अभिभावक परिवार के सभी बच्चों को समान रूप से स्वीकारें और इन्हें थोपा हुआ बोझ न समझें। वास्तव में जब बच्चे अपनों से ही उपेक्षित होने लगते हैं, तो उसमें घर के प्रति आकर्षण कम होने लगता है और बाहरी दुनिया का आकर्षण बढ़ने लगता है।

अभिभावकों को चाहिए कि बच्चों के शारीरिक, मानसिक, सांस्कृतिक, सामाजिक, व्यावहारिक और आर्थिक विकास में रुचि लें। उनके कैरियर में रुचि लें। उनके भविष्य निर्माण में सक्रिय सहयोग करें।

कुछ अभिभावक अपनी अत्यधिक व्यस्तता के कारण बच्चों को उतना समय नहीं दे पाते, जितना उन्हें संरक्षण के लिए मिलना चाहिए। जिन परिवारों में मां-बाप दोनों ही कामकाजी होते हैं अथवा जो अभिभावक सुबह से ही अपने-अपने कामों पर चले जाते हैं, उन्हें बच्चों की तरफ देखने के लिए समय ही नहीं मिलता। ऐसे परिवेश में बच्चे शीघ्र ही गलत संगत के कारण इतने बिगड़ जाते हैं कि अंत में उनका यह बिगड़ापन इन्हें घर से पलायन करने के लिए विवश कर देता है और अभिभावकों की आंखें तब खुलती हैं, जब पानी सिर से ऊपर चला जाता है।

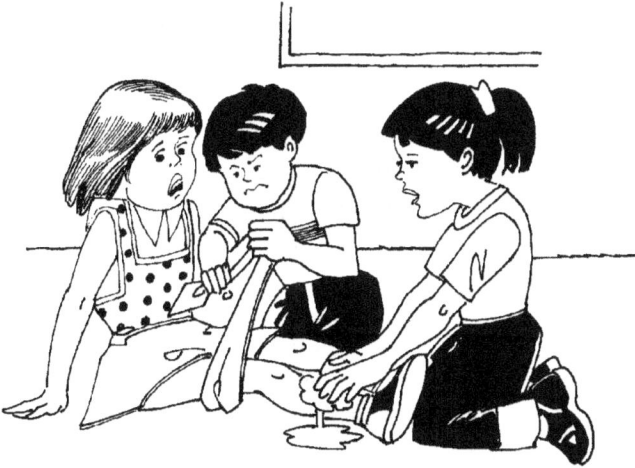

बच्चों को हमेशा रचनात्मक कार्यों में लगाएं। इससे जहां उन्हें मानसिक संतुष्टि का अहसास होगा, वहीं वे इन कार्यों में ही अपना भविष्य भी तलाश लेंगे। इस प्रकार से रचनात्मक कार्यों में संलग्नता उन्हें दिशा देती है और इससे बच्चों की प्रवृत्ति सामाजिक बनती है।

बच्चों को अपमानित, प्रताड़ित करने की अपेक्षा उनकी कमजोरियों, कमियों, दोषों को दूर करें। असफलता के क्षणों में उन्हें अपमानित करना और यह कहना— बेशर्म कहीं का... निकम्मा कहीं का... दूर हो जा मेरी नजरों से... चुल्लू-भर पानी में डूब मर... खानदान की इज्जत पर कलंक बना बैठा है...– बच्चों को पलायनवादी बनाता है और वे घर अथवा जीवन से भाग जाना ही अपनी इस समस्या का एकमात्र हल मानने लगते हैं।

बच्चों की भावनाओं, इच्छाओं, विचारों का सम्मान करें। उनकी छोटी-से-छोटी सफलता को भी सराहें। उनके मित्रों के सामने उसकी सफलताओं, गुणों, की चर्चा करें। उनकी कमियों, अभावों और दोषों को न कोसें।

बच्चों को मानसिक रूप से इतना विकसित कर दें कि वे दूसरों से सहयोग लेने में संकोच न करें। दूसरों के सहयोग के बिना कोई भी व्यक्ति उतनी प्रगति नहीं कर सकता, जितनी कि वह दूसरों से सहयोग लेकर कर सकता है। बच्चों में यह भावना घर कर जानी चाहिए कि दूसरों से सहयोग लेने में कोई व्यक्ति छोटा नहीं हो जाता और न ही उसका मान-सम्मान या प्रतिष्ठा कम होती है। इस प्रकार के सहयोग के प्रति कृतज्ञता ज्ञापित करना भी शिष्टाचार है। अतः शिष्टाचार भी वे अपनाएं।

बढ़ती उम्र के बच्चों के प्रति अभिभावकों की सोच जहां बच्चों को पलायनवादी प्रवृत्ति से बचाएगी, वहीं बच्चे अपने भविष्य के प्रति स्वयं चिंतनशील होकर इसे सजाएंगे-संवारेंगे। ऐसे बच्चों के जीवन में सफलताएं सुनिश्चित होंगी।

समाधान

1. बच्चों को उनकी किसी असफलता के लिए प्रताड़ित अथवा अपमानित न करें। प्रताड़ना बच्चों को अंदर-ही-अंदर इतना अधिक तोड़ देती है कि कभी-कभी तो वे विवेकहीन हो जाते हैं। विवेक शून्यता की इस स्थिति में वे क्या कदम उठाएंगे, कहा नहीं जा सकता।

2. जब बच्चा अथवा आप क्रोध की स्थिति में हों, तो आवेश में आकर कोई कर्कश शब्द न बोलें, गाली अथवा अपशब्द न कहें। इन शब्दों का बड़ा गहरा प्रभाव पड़ता है और बच्चा इस प्रकार के शब्दों को कभी नहीं भूल पाता। 'दूर हो जा, अब मुझे अपनी मनहूस शक्ल मत दिखाना' जैसे शब्द सुनकर बच्चा आत्महत्या करने तक की सोचने लगता है।

3. बच्चे का घर और अपनों के प्रति लगाव-जुड़ाव हमेशा बनाए रखें। उसे घर का उपयोगी घटक मानें। उसके विचारों, बातों को महत्व दें।

4. यदि बच्चे से जाने-अनजाने कोई भूल, गलती अथवा हानि हो गई हो, तो उसे इसका अहसास अवश्य कराएं, लेकिन इसके लिए उसे कठोर सजा न दें। कम-से-कम एक-दो बार तो उसे माफ कर दें, ताकि वह अपनी गलती पर पश्चाताप कर सके। उसे सुधार सके।

5. चोरी, झूठ, बहानेबाजी, चुगली आदि व्यवहार पलायनवादी सोच को बढ़ावा देते हैं, इसलिए बच्चों में पड़ी इन तमाम आदतों से छुटकारा दिलाने की सोच पालें।

6. बच्चों को इस सत्य से परिचित करा दें कि दूर के ढोल सुहावने होते हैं। ग्लैमर की जिस चकाचौंध को वे सिनेमा के पर्दे पर देखते हैं, वे जीवन का सच नहीं, बल्कि मृगतृष्णा हैं। सिनेमा का जीवन यथार्थ से मेल नहीं खाता। इसलिए जीवन की वास्तविकताओं को स्वीकारें।

7. बच्चों को इस सत्य से भी परिचित करा दें कि दुनिया में ऐसे लोगों की कमी नहीं, जो अपनी चिकनी-चुपड़ी बातों द्वारा दूसरों की कमजोरियों और कमियों से लाभ उठाते हैं। बहला-फुसला कर अपना उल्लू सीधा करते हैं। उनके साथ छल-कपट करते हैं। ऐसे लोगों से सावधान रहने की आवश्यकता है। उनकी बातों में आकर घर से पलायन करने की मूर्खता कभी न करें।

8. जिस प्रकार से प्रगति करके बच्चे अपने मां-बाप का नाम रोशन करते हैं, ठीक उसी प्रकार जीवन से अथवा घर से पलायन कर बच्चे अपने मां-बाप का नाम बदनाम भी करते हैं। अतः उनमें प्रगति की आस जगाएं।

9. असफलता कोई अभिशाप नहीं। यह तो कसौटी है, परख है। अतः जीवन में जब कभी असफलता का सामना करना पड़े, तो उसे भी खुले दिल से स्वीकारें। इसके कारण मन में हीनता अथवा आत्मग्लानि न लाएं।

10. अपने बच्चों को हमेशा आगे बढ़ने के लिए प्रेरित करते रहें। कुम्हार की भांति उसे अंदर से सहारा दें, लेकिन उसके दोषों को ठीक करने के लिए हलके हाथों से स्नेह भरा प्रहार करते रहें।

संकल्प के सामने कोई विकल्प नहीं होता, इसलिए संकल्प के सामने कोई भी दुराग्रही सोच ठहर नहीं पाती।

—वन्दना अरोरा

सद्गुणों के विकास में बाधक–घमंड

मनुष्य सृष्टि की श्रेष्ठ रचना है, क्योंकि केवल मनुष्य को ही ईश्वर ने बुद्धि और विवेक की शक्ति प्रदान की है। बुद्धि और विवेक ज्ञान के स्रोत हैं। विद्या प्राप्त करके ही व्यक्ति धर्म-कर्म करने योग्य बनता है, नई-नई सफलताएं प्राप्त करता है, लेकिन जिस प्रकार से एक गंदी मछली सारे तालाब के पानी को गंदा कर देती है, उसी प्रकार से घमंड व्यक्ति के सारे गुणों को प्रभावहीन कर देता है।

हर अभिभावक की यह इच्छा होती है कि उसके पुत्र-पुत्री सद्गुणी हों, बुद्धिमान, मेधावी, परिश्रमी, चिंतनशील, प्रतिभावान, योग्य और चरित्रवान हों, लेकिन इस सोच के कारण जब बच्चों पर अति लाड़-प्यार व्यक्त होने लगता है, तो उनको मिलने वाली उन सुविधाओं और स्वच्छंदताओं के कारण वे अपने परिचय क्षेत्र में अन्य लड़कों के साथ उच्चता का प्रदर्शन करने लगते हैं। उच्चता का यह व्यवहार उन्हें घमंडी बना देता है।

घमंड के दुष्प्रभाव

घमंड अपने आप में एक रुग्ण सोच है। घमंडी बच्चे अनेक प्रकार के पूर्वाग्रहों से ग्रसित होकर अपने आपको दूसरों से श्रेष्ठ, सुंदर, बुद्धिमान, विशिष्ट तथा उच्च समझने लगते हैं। परिणाम यह होता है कि साथी मित्र ही उनके साथ खेलना, बैठना, बात करना नहीं चाहते और इस प्रकार से उनका जीवन नीरस व एकाकी हो जाता है। उनकी प्रतिभा कुंठित होने लगती है। यही नहीं, घमंड के कारण

50

उनके साथी मित्र उन्हें नीचा दिखाने की सोचते रहते हैं। वे हमेशा ऐसे अवसरों की तलाश में रहते हैं और कई बार उसमें कामयाब भी हो जाते हैं। इस प्रकार के व्यवहार से बच्चे उग्र स्वभाव के तथा ईर्ष्यालु हो जाते हैं। दूसरों के बारे में उनकी सोच भी रुग्ण हो जाती है। घमंडी लड़के हमेशा तनावग्रस्त रहते हैं। उनके चेहरे पर हंसी-खुशी नहीं ठहर पाती।

घमंड के कारण बच्चा हमेशा डरा-डरा-सा रहता है, क्योंकि उसकी सफलताएं हथियाई हुई होती हैं, साथ ही अपनी इन सफलताओं के छिन जाने का भय उन्हें हमेशा सताता रहता है। यही कारण है कि घमंडी बच्चे अपने ही साथियों के साथ घुल-मिल नहीं पाते। वे समय आने पर उनसे लड़ते-झगड़ते भी रहते हैं।

घमंड आत्मघाती मनोवृत्ति

घमंडी व्यक्ति की सोच बड़ी संकीर्ण होती है। वह हमेशा प्रतिशोधी भावनाओं से ग्रसित रह कर तनावग्रस्त रहता है। इसके बाद भी जब वह साथी मित्रों को अपने से आगे बढ़ता देखता है, तो अपने मन में साथियों के प्रति ईर्ष्या से भर उठता है। उसका इस प्रकार से बुरा सोचना उसके लिए ही बुरा बनकर सामने आता है। उसके व्यक्तित्व में दोष उत्पन्न हो जाते हैं।

आशय यह है कि घमंड सद्गुणों के विकास में सबसे बड़ी बाधा है, एक अव्यावहारिक सोच है, बच्चों के सद्गुणों को नष्ट करने वाला आचरण है। इसलिए बच्चों को इस सोच से बचाने की आवश्यकता है।

समाधान

1. बच्चों से उनका बचपन न छीनें। उन्हें उनके साथियों के साथ पढ़ने-लिखने के अवसर दें। अपने विशिष्ट होने का कोई भाव उनके मन में पैदा न होने दें।
2. बच्चों में किसी भी प्रकार की उच्चता का अहसास न जगाएं। अभिभावक भी अपने पद, प्रभाव अथवा शक्ति का प्रयोग बच्चों में घमंड पैदा करने के लिए न करें।
3. बच्चों को अपनी योग्यता, प्रतिभा, शक्ति, विशिष्टता का आभास होने पर उन्हें इस बात का अहसास कराएं कि यह सब ईश्वर-प्रदत्त है और हमें ईश्वर तथा उस समाज के प्रति कृतज्ञ होना चाहिए, जिसने हमें यह सब प्रदान किया है।

4. दूसरों के प्रति कृतज्ञ होने का कोई भी अवसर हाथ से न जाने दें। उनके प्रति सदैव कृतज्ञ रहें, जो आपके बच्चों की सफलताओं के लिए सहयोगी हैं। बड़ों के प्रति मान-सम्मान प्रकट करें। कमजोरों के प्रति खुले दिल से सहायता के लिए तैयार रहें।

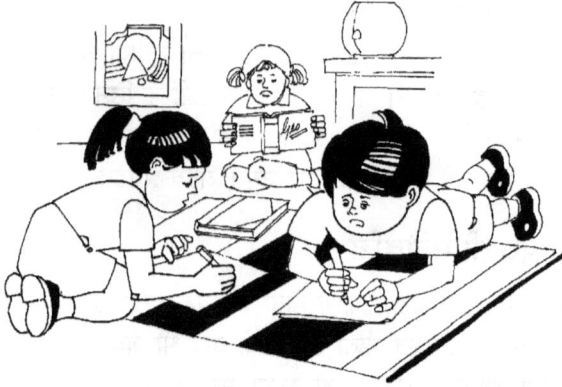

5. बच्चों को हमेशा उनके सामाजिक, पारिवारिक और मानवीय कर्तव्यों से अवगत कराते रहें।
6. बच्चों को इस सच से परिचित कराएं कि घमंडी का सिर हमेशा नीचा होता है। इस संबंध में नीति कथाओं का भी उल्लेख करें।
7. घमंडी लड़कों की किसी सफलता को अन्य योग्य लड़कों की अपेक्षा अधिक न सराहें।
8. हर व्यक्ति का समाज में अपना स्थान तथा महत्व होता है, इसलिए किसी की उपेक्षा न करें। जब बच्चे अपने अन्य साथियों को भी उतना ही महत्व देने लगेंगे, तो घमंड करने का सवाल ही पैदा नहीं होगा।
9. घमंड करने वाले दूसरों से अपेक्षित सहयोग प्राप्त नहीं कर पाते, इसलिए उनकी सफलताएं हमेशा संदिग्ध बनी रहती हैं।
10. घमंडी लड़कों में तर्क, विवेक और बुद्धि का अभाव होता है। इसलिए विद्यार्थी जीवन में सहज, सरल और सामान्य जीवन जीने की सोच पालें। घमंड करके अपने जीवन को नीरस, एकाकी और पंगु न बनाएं।

योग्यता का महत्व उसके बांटने में है। अनुपयोगी सोना भी मिट्टी के समान होता है।

                                                —अज्ञात

गलत संगति से बचाएं

संगत का गहरा प्रभाव पड़ता है। वह चाहे अच्छी हो अथवा बुरी। अच्छी संगत का अच्छा और बुरी संगत का प्रभाव बुरा पड़ता है। जब हम यह अपेक्षा करते हैं कि उन्हें सत्संगति प्राप्त करनी चाहिए, तो इसका आशय होता है कि उन्हें श्रेष्ठ पुरुषों, अच्छे शिक्षकों, विद्वानों और मित्रों की ही संगत प्राप्त हो, ताकि बच्चों में श्रेष्ठ गुणों का विकास हो सके।

जब हम बच्चों को गलत संगति से बचाने की बात करते हैं, तो इसका सीधा अर्थ होता है कि बच्चों को सत्संगति मिले। सत्संगति प्राप्त व्यक्ति ही समाज में अपने आचरण द्वारा उत्तम चारित्रिक गुणों का प्रचार करता है। ऐसा व्यक्ति अपने और परिवार के बारे में सही निर्णय लेने की क्षमता रखता है। अच्छी और बुरी संगत के परिणामों के बारे में कबीर ने अच्छा संकेत दिया है—

कबिरा संगति साधु की, हरे और की व्याधि।
संगति बुरी असाधु की, आठों पहर उपाधि।

'बिनु सत्संग विवेक न होई।' कहकर तुलसीदास तो ज्ञान के लिए अच्छी संगत को आवश्यक मानते हैं।

श्रेष्ठ पुरुषों के संपर्क में आने वाले बच्चों का आचरण उन्हीं की चारित्रिक विशेषताओं से प्रभावित होता है। रहीम ने इस सत्य को खुले हृदय से स्वीकार किया है।

यो रहीम सुख होत है, उपकारी के संग।
बांटन बारे के लगे ज्यों मेहंदी को रंग।

53

सत्संग के प्रभाव से अनेक दुश्चरित्र व्यक्ति भी चरित्रवान बन जाते हैं। क्रूर से क्रूर व्यक्ति भी सत्संगति से महापुरुष बन जाते हैं। आशय यह है कि सत्संग पाकर तो लोहा भी सोना हो जाता है। सज्जनों, मित्रों का संपर्क पाकर दुराचारी मनुष्य दुष्कर्म छोड़ देता है। समाज में प्रतिष्ठा पा जाता है। सत्संग के अच्छे प्रभावों के संबंध में अनेक उदाहरण दिए जा सकते हैं। इस विषय में यहां इतना कहना ही पर्याप्त होगा कि यदि अभिभावक बच्चों को सत्संग से नहीं जोड़ सकते, तो इतना अवश्य करें कि उन्हें गलत संगत से बचाएं।

बच्चों में बुरी आदतों की शुरूआत उनकी-मित्र मंडली से ही होती है। धूम्रपान करने वाले मित्र धूम्रपान न करने वालों को बड़ी आत्मीयता के साथ 'एक कश' लेने का अनुरोध करते हैं। आग्रह न स्वीकारने पर मित्रता की दुहाई देते हैं। कसमें खिलाते हैं, और अंत में मैत्री संबंधों के लिए धूम्रपान न करने वाला भी धूम्रपान करने लगता है।

नीच प्रकृति के बच्चों के साथ रहने वाले अच्छे बच्चों में भी नीचता के दोष आ ही जाते हैं। इसलिए अभिभावकों को चाहिए कि अपने बच्चों को अनेक प्रकार के दोषों से बचाने के लिए हमेशा सावधान, चौकन्ने और सतर्क रहें। सच तो यह है कि वे ही बच्चे बिगड़ते हैं, जिनके अभिभावक इस विषय में लापरवाही बरतते हैं। वास्तव में उन्हें इस विषय में यह देखने का समय ही नहीं मिलता कि बच्चे क्या कर रहे हैं? कहां हैं? उनका समय कैसे व्यतीत हो रहा है? इस बात का विशेष तौर पर ध्यान रखें कि बच्चों को उनसे अधिक आयु के तथा असमान सामाजिक और आर्थिक स्तर के लोगों के संपर्क में न आने दें। बच्चों में चरित्र संबंधी अधिकांश दोष इस प्रकार के असमान आयु के मित्रों से ही आते हैं।

समाधान

1. जिस प्रकार बीमार और कमजोर प्रकृति वाले व्यक्ति पर मौसम का प्रभाव शीघ्र होता है, उसी प्रकार जिन लड़कों का मनोबल कमजोर होता है, जिनमें आत्मविश्वास का अभाव होता है, उन पर गलत संगत का प्रभाव शीघ्र पड़ जाता है। इसलिए अपने बच्चों को शारीरिक और मानसिक दृष्टि से इतना मजबूत बना दें कि वे अपना अच्छा-बुरा स्वयं समझ सकें और अनुचित व्यवहार का दृढ़ता के साथ विरोध कर सकें।

2. सही बात कहने का साहस जुटाएं, ताकि बच्चे किसी भी अनुचित बात को न सहन करें, न ही उसका साथ दें। अनुचित का विरोध करने वाले बच्चों पर गलत संगति का कोई प्रभाव नहीं पड़ता।

3. अनुचित व्यवहारों का निडर होकर विरोध करें और अपने इस विरोध में अभिभावकों का भी सहयोग, समर्थन प्राप्त करें।

4. किसी भी व्यक्ति के साथ किसी भ्रम, प्रलोभन अथवा अनुचित लाभ के लिए कोई अप्रिय, असम्मानजनक समझौता न करें। वह चाहे कितना भी बड़ा अथवा प्रभावशाली व्यक्ति क्यों न हो।

5. 'मैं अपने संबंध क्यों बिगाड़ूं?' कहकर किसी अनुचित बात, विचार, व्यवहार का समर्थन न करें। न ही ऐसे लोगों का साथ दें। बिगाड़ के भय से अन्याय का समर्थन न करें। (चोर-चोर मौसेरे भाई) होते हैं। ऐसे चोरों का साथ न दें, जो कभी भी आपसे अनुचित लाभ उठाने की सोच पाले हुए हों।

6. गलत संगत से भले ही क्षणिक लाभ मिल जाए, लेकिन इसके दूरगामी परिणाम, प्रभाव अच्छे नहीं होते। इसलिए ऐसे लाभों को देखकर कभी भी लोभ न करें।

7. बच्चों को समझा दें कि बिना औचित्य जाने, किसी की बातों पर विश्वास न करें, क्योंकि स्कूल अथवा कॉलेजों में ऐसे लोगों की कमी नहीं होती, जो अपने स्वार्थों की पूर्ति के लिए लोगों को पहले चुग्गा डालते हैं, फिर उनकी कमजोरियों से लाभ उठाते हैं।

8. अच्छे लक्ष्य की प्राप्ति के लिए अच्छे और पवित्र साधनों का ही उपयोग करें। अनुचित साधनों से अच्छे लक्ष्य की प्राप्ति नहीं हो सकती।

9. जीवनादर्शों को समझें, जानें और उनके अनुकूल ही सोचें। बच्चों में इस भाव को भर दें कि अच्छे कार्यों में बाधाएं और कष्ट तो आते ही हैं। कष्ट के भय से कोई अच्छे कार्य करना नहीं छोड़ देता।

10. हमारी सारी सफलताओं, उपलब्धियों का आधार संगत का प्रभाव है, इसलिए सत्संग द्वारा अपने जीवन को सफल बनाने में पीछे न रहें।

मनुष्य की मानसिक शक्ति उसकी इच्छाशक्ति पर निर्भर होती है। इच्छाशक्ति सत्संग से बढ़ती है।

—वीरेन्द्रकुमार जैन

छोटे मार्ग से सफलताएं प्राप्त न करें

जिस प्रकार अनैतिक तरीके से कमाया गया धन सुख और समृद्धि का आधार नहीं बन सकता, उसी प्रकार छोटे रास्ते (शॉर्ट कट) या पिछले दरवाजे (बैक डोर) से प्राप्त की गई. सफलताएं मानसिक संतुष्टि नहीं दे सकतीं। देर से आना और आगे की कुर्सियों को हथियाना सफलता न होकर चोरी और सीनाजोरी होती है। साथ ही, बच्चों में यह सोच विकसित करें कि छोटे रास्ते से सफलताएं प्राप्त करना मृगतृष्णा से अधिक कुछ नहीं। जब इस सत्य को बच्चे पूरी ईमानदारी से स्वीकारेंगे, तो उनके बिगड़ने के सारे अवसर समाप्त हो जाएंगे।

बात चाहे स्कूल-कॉलेज में दाखिले की हो या नौकरी प्राप्त करने की, सरकारी सुविधाएं प्राप्त करने की हो या व्यापारिक लाभ लेने की, हर व्यक्ति की सोच यही रहती है कि उसका काम दूसरे आदमी की अपेक्षा शीघ्र, अच्छा और सस्ते में हो जाए। इस सोच ने ही व्यक्ति को इतना अधिक ईर्ष्यालु, मानसिक रूप से संकीर्ण और खुदगर्ज बना दिया है कि वह एक-दूसरे का प्रतिद्वंद्वी बन कर रह गया है।

प्रतिद्वंदिता की यह सोच आजकल प्रगतिशीलता और विकास की सीढ़ी मानी जाती है, लेकिन इस सोच ने व्यक्ति में ईर्ष्या को ही बढ़ावा दिया है। आज की युवा पीढ़ी में यह एक आदत के रूप में पनप रही है। आगे दौड़ने वाले से भी आगे निकलने के लिए युवा पीढ़ी अपनी योग्यता और क्षमता को बढ़ाने की अपेक्षा आगे दौड़ने वाले व्यक्ति की टांग खींचकर आगे बढ़ना चाहती है। यह भी एक कड़वी सच्चाई है कि कुछ लोग इस तरीके से आगे बढ़ जाते हैं। उन्हें

पदक तालिकाओं में स्थान भी मिल जाता है। पदोन्नतियां भी मिल जाती हैं, जब कि वास्तविक रूप से योग्य, अनुभवी और सुपात्र व्यक्ति हाथ मलते रह जाते हैं। इसलिए नैतिकता की शिक्षा देना आजकल ही अधिक मुश्किल हो गया है।

आज अभिभावक बच्चों से यह अपेक्षाएं तो रखते हैं कि उनके बच्चे चरित्रवान, प्रगतिशील सोच वाले, हर क्षेत्र में ए-वन, स्मार्ट और कमाने वाले हों, लेकिन जब इन बच्चों का पाला अपने आसपास के समाज से पड़ता है, जिसमें घूसखोरी, भ्रष्टाचार, अश्लीलता, अंग प्रदर्शन, चोरी, झूठ, दिखावे, ग्लैमर और चकाचौंध का ही बोलबाला है, तो उनकी कल्पनाओं के सारे आदर्श और सिद्धांत चकनाचूर होने लगते हैं। ये 'पंप एंड शो' की इस जिंदगी को ही जीवन का सच समझने लगता है, क्योंकि वे छोटे मार्ग से इतनी अधिक सफलताएं प्राप्त कर लेता है कि उसे हथियाई गई ये सफलताएं अपराध न लगकर आधुनिक जीवन शैली की सफलताएं लगने लगती हैं। चोरी, झूठ, धोखाधड़ी और विश्वासघाती व्यवहारों से प्राप्त की गई अपनी इन उपलब्धियों को वह कला मानते हैं और 'सब चलता है' कह कर इनमें प्रवीण होना चाहते हैं।

अभिभावकों को चाहिए कि वे इस सच को बच्चों को भली प्रकार समझा दें कि वे जीवन की इस ग्लैमर भरी चकाचौंध से प्रभावित न हों और न ही इस प्रकार की जिंदगी को लालायित नजरों से देखें, क्योंकि इस प्रकार की सोच का अंत अच्छा नहीं होता। गलत ढंग से सफलताएं प्राप्त कर अथवा पिछले दरवाजे से जो लोग कहीं भी प्रवेश कर जाते हैं, जब उनका वास्तविकताओं से पाला पड़ता है, तो काफी नीचा देखना पड़ता है। दूसरे भी इस सच को समझ जाते हैं कि वे कितने पानी में हैं, और फिर ये लोग अपनी हीनताओं के कारण सब से मुंह छिपाते फिरते हैं। अपनी हीनता को छिपाने के लिए अनुचित समझौते भी करते फिरते हैं। ऐसे बच्चे सामाजिक जीवन में वैसी मान-प्रतिष्ठा प्राप्त नहीं कर पाते, जो उन्हें मिलनी चाहिए।

पीछे के दरवाजे से प्रशासनिक पदों को प्राप्त करने वाले ऐसे लड़कों को जब प्रशासनिक दायित्वों का निर्वाह करना पड़ता है, तो इन्हें पसीना आने लगता है। निर्णय लेने की क्षमता उनमें होती नहीं, योग्यता एवं अनुभवों का नितांत अभाव होता है।

ऐसे लोगों से सामाजिक न्याय की आशा करना बेमानी है, क्योंकि ये स्वयं नहीं जानते कि सामाजिक न्याय क्या होता है? ऐसे लोग शासन और सत्ता का सुख भोगते हैं और समय व्यतीत करते हैं या फिर दोनों हाथों से पैसा बटोरने के लिए तरह-तरह के घोटाले करते हैं, क्योंकि छोटे मार्ग से प्राप्त की गई सफलताएं

व्यक्ति को स्वयं चोर, भीरु और कायर बनाती हैं। ऐसे चरित्रहीन व्यक्ति अपनी इस सोच के कारण स्वयं तनावग्रस्त रहते हैं अपने वर्तमान और भविष्य को अंधकारमय बना लेते हैं।

इस सत्य को स्वीकारें कि जिस प्रकार से हीरे की चमक विपरीत परिस्थितियों में भी कम नहीं होती, ठीक उसी प्रकार योग्यता, प्रतिभा और क्षमता कभी नहीं छिपती और न ही उसकी कहीं उपेक्षा होती है। इसलिए स्कूल-कॉलेज से निकले लड़कों को चाहिए कि वे अपने दायित्वों का निर्वाह बड़े सलीके से करें। अपने कार्य क्षेत्र की अपेक्षाओं को जानें, समझें और उसके बाद ही उसके अनुरूप अपनी मानसिक सोच बनाएं। केवल लाइट में आने के लिए किसी प्रकार के 'शार्ट कट' न अपनाएं। अपने मन में इस प्रकार का विचार कभी न लाएं कि 'सब चलता है   क्या फर्क पड़ता है।' यदि सोचा-समझा जाए, तो फर्क पड़ता है। कल्पना कीजिए उस फ्यूज की, जिस पर सारा सर्किट चलता है और इतने बड़े कारखाने का संचालन होता है। वास्तव में आपके कार्य-व्यवहार, शैली और सलीके पर सबकी नजर होती है। लोग आपके अच्छे-बुरे आचरण से प्रभावित होते हैं। भले ही वे प्रत्यक्ष में आप से कुछ न कहें, लेकिन प्रभाव तो पड़ता ही है। आपके अच्छे अथवा बुरे आचरण का प्रतिफल तो आपको मिलता ही है।

आपकी सफलता का खुला आकाश–व्यापक दृष्टिकोण

छोटे मार्ग से प्राप्त सफलताएं जहां हमें उपेक्षित, अपमानित कर नीचा दिखाती हैं, वहीं साधनों की पवित्रता, मेहनत और आत्मविश्वास से अर्जित की गई सफलताएं हमें उत्तरोत्तर प्रगति का खुला आकाश प्रदान करती हैं, प्रगति के नए मानदंड स्थापित करती हैं, क्योंकि योग्यता कभी छिपती नहीं, सिर चढ़ कर बोलती है। यह भी ध्यान रखें कि यदि आप वास्तव में किसी पद के योग्य हैं और जान बूझ कर आपके साथ अन्याय हो रहा है, आपकी उपेक्षा की जा रही है, तो ऐसे व्यवहार का डट कर विरोध भी करें। अपने अधिकारों की प्राप्ति के लिए संघर्ष करें। अपनी बात को अधिकारियों तक ले जाएं। दूसरों की सहानुभूति प्राप्त करने के लिए अपनी हीनता का रोना, लेकर बैठना कायरता है। अतः न किसी के साथ अनुचित व्यवहार करें और न किसी का अनुचित व्यवहार सहें।

सम्मानजनक जीवन के लिए ध्यान रखें

1. अपनी योग्यता से अधिक किसी से कुछ अपेक्षा न करें।
2. सौंपे हुए काम को पूरे मनोयोग, आत्मविश्वास के साथ करें।

3. प्रलोभनों की चमक से प्रभावित न हों। वास्तव में इस प्रकार के चुग्गे आपको फंसाने के लिए डाले जाते हैं, इनसे बचें।

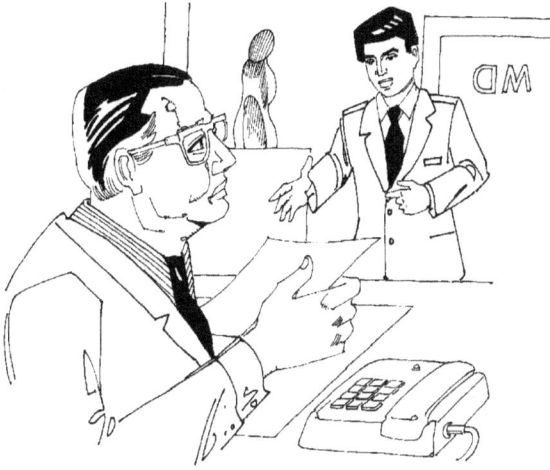

4. दूसरों की योग्यता, विद्वता और प्रभाव को मान्यता दें। उससे कुछ सीखने की मानसिकता बनाएं और उसके इस उपकार को मन-ही-मन स्वीकारें।
5. अपनी हीनता प्रदर्शित कर किसी प्रकार की सहानुभूति प्राप्त करने की कोशिश न करें।
6. अपना पूरा समय संस्थान के कामों में दें। यदि कभी कोई अध्यापक-प्राध्यापक, बॉस आप पर विशेष कृपा करता है, तो उसकी इस कृपा के सच को अच्छी तरह जानें।
7. साधनों की पवित्रता को समझें। तस्करी से पैसा कमाकर उससे कथा कराने का पुण्य प्राप्त करने की मानसिकता से बचें।
8. अपना पहनावा, आचरण और व्यवहार हमेशा शालीन रखें।
9. न किसी के साथ अनुचित व्यवहार करें, न अनुचित व्यवहार सहें।
10. अपने अति विशिष्ट होने का भ्रम न पालें।

नैतिकता एक ऐसा आचरण है, जिसकी चमक कभी क्षीण नहीं होती, उस पर किसी भी बाहरी प्रेरक का प्रभाव नहीं पड़ता। इस पर कभी ज़ंग नहीं लगता।

—अज्ञात

बिगड़े बच्चों के सुधार संबंधी 51 टिप्स

बच्चों के संबंध में मनोविश्लेषक, विचारक, समाजशास्त्री, शिक्षाविद् तथा कैरियर कौंसलर, सभी का यही मत है कि बच्चों में सामंजस्य स्थापित करने की बड़ी ललक होती है। वे परिवार में भी अपनी छवि बिगड़े बच्चे के रूप में नहीं, बल्कि परिवार के लोगों की आंखों के तारे के रूप में बनाना चाहते हैं। 'कुछ करके', 'कुछ बनके' दिखाना चाहते हैं। अतः इस विषय में आप अपने बच्चों की भावनाओं को समझें। उन्हें चरित्रवान, प्रतिभाशाली और सफल नागरिक बनाने के लिए निम्नांकित तथ्यों को अवश्य अपनाएं–

1.

बच्चों के व्यक्तित्व और प्रतिभा विकास में उसकी मित्र-मंडली का बड़ा योगदान होता है। सच तो यह है कि उसमें बिगड़ने-सुधरने के सारे संस्कार मित्र-मंडली से प्रभावित होते हैं। मित्र-मंडली का स्नेह, सहयोग और सद्व्यवहार पाकर वह स्कूल-कॉलेज और मोहल्ले-पड़ोस में विभिन्न क्रियाकलापों में संलग्न रहता है। खेल के मैदान में खेलता है। उम्र के साथ अनेक प्रकार की समस्याएं आती हैं, जिन्हें वह अपनी इस मित्र-मंडली या समूह में रहकर झेलता है, इनके समाधान निकालता है। कुछ कर दिखाने की चाह और मानसिक दबावों के मध्य रहकर वह अपनी इन समस्याओं पर विजय प्राप्त करता है। मित्र-मंडली के अभाव में वह अपने आपको अकेला-सा अनुभव करता है, क्योंकि वह अपने दिल की बातें केवल मित्रों से ही कह पाता है।

इसलिए अभिभावक बच्चों के व्यक्तित्व और मन को समझें, उसे अपनी मित्र-मंडली में रहने के पर्याप्त अवसर दें। हां, यह ध्यान रखना अभिभावकों का

कार्य है कि आपके बच्चे के मित्र उस पर क्या प्रभाव डाल रहे हैं? क्योंकि कभी-कभी बच्चों के ये तथाकथित मित्र अनुचित दबाव डालकर बच्चे को गलत कार्यों की ओर मोड़ देते हैं। इस स्थिति से बचाने के लिए बच्चों में इतना नैतिक साहस पैदा करें कि वे अपने ऐसे-वैसे मित्रों का विरोध करना भी सीखें।

बच्चे अपने आपको अपने इस समूह में संपन्न प्रदर्शित करना चाहते हैं और संपन्नता के इस प्रदर्शन के लिए वे कुछ भी करने को तैयार हो जाते हैं। अतः अभिभावक अपने बच्चों की इस चाह पर तो नजर रखें, लेकिन बिगाड़ के कारकों को भी अनदेखा न करें।

2.

बच्चों के प्रत्येक व्यवहार को अपने बचपन को याद करके परखें। वह दिन याद करें, जब आप अपनी किशोरावस्था में अभिभावकों से 'कुछ' छिपा कर अपने सपने बुनते थे। अभिभावकों का कठोर अनुशासन, हर बात में टोका-टाकी आप को कितना परेशान करती थी। कभी-कभी तो आपके विद्रोही तेवर और भावनाएं आपको इतना विचलित कर देती थीं कि आपकी आंखें नम हो जाया करती थीं। आज आप भी यह अनुभव करते हैं कि आपके अभिभावक ठीक कहते थे। बड़ी मुश्किल तो यह है कि जिस समय आदमी यह अनुभव करता है कि पिता जी की सोच ठीक थी, तब तक उसका बेटा उसे गलत ठहराने के योग्य हो चुका होता है। इसलिए इस समय आप ज्यादा किसी झमेले में न पड़ते हुए केवल अपने समय को याद करें और अपने बच्चों को उस सीमा तक पूरी-पूरी स्वतंत्रता दें, जहां तक डोर आपके हाथ में रह सके। अधिक छूट दे देने में पतंग के कट जाने की आशंका बनी रहती है और ऐसी कटी पतंगें धरती की धूल चाटती हुई नजर आती हैं।

3.

कभी कभी आप बच्चों के जितना पास रहना चाहते हैं, बच्चे उतने ही आपसे दूरी बनाए रखते हैं। इसका यह मतलब नहीं कि बच्चे आपसे प्यार नहीं करते या आपसे सचमुच दूर रहना चाहते हैं। इस विषय में सच यह है कि वे अपनी जीवन शैली में अपने तरीके से बदलाव लाना चाहते हैं। इस बदलाव में उनकी आत्म निर्भरता की चाह रंग लाती है। होस्टल में रहने वाले बच्चे अपेक्षाकृत अधिक अनुशासित होते हैं। वे जब भी घर में आ कर रहते हैं, उनके कार्य व्यवहार में स्पष्ट अंतर दिखाई देने लगता है और वे हर काम को सलीके से करना चाहते

61

हैं। घर के बाहर नौकरी कर रहे बच्चे अथवा परिवार से दूर रह रहे पति-पत्नी को जब भी परिवार के साथ रहने का अवसर मिलता है, वे बड़े मान-प्रतिष्ठा के साथ परिवार में रहते हैं। आत्मनिर्भरता का यह अनोखा प्रयास उन्हें घर की जिम्मेदारियों से जोड़ता है और वे इन जिम्मेदारियों को अपने तरीके से पूरा कर आत्मगौरव अनुभव करते हैं। मानसिक संतुष्टि का यह अहसास उनमें आत्मविश्वास पैदा करता है। इसलिए अभिभावक बच्चों की आत्मनिर्भरता की इस चाह को हर स्तर पर पूरा करें। उनकी कल्पनाओं में अपने सहयोग और विश्वास के साथ उनकी अपेक्षाओं के अनुरूप रंग भरें। युवावस्था की ओर बढ़ते लड़के-लड़कियों को अपनी गलतियों से खुद ही कुछ सीखने और सुधरने के पर्याप्त अवसर प्रदान करें।

4.

अपने बच्चों की दूसरे बच्चों से तुलना कर उनकी कमियों, कमजोरियों, हीनताओं, असफलताओं का मजाक न उड़ाएं। सब बच्चों की सोच, प्रतिभा, योग्यता, रुचि-रुझान एक से नहीं होते, फिर अपने बच्चों की दूसरों से तुलना कर उन्हें तनावग्रस्त बनाने के प्रयास क्यों करते हैं? आपके ये प्रयास उनमें रचनात्मक सुधार तो कुछ कर नहीं पाते, हां, उनमें प्रतिशोध की भावनाएं, हिंसक विचार अवश्य पनपने लगते हैं। इस प्रकार की हीन भावनाएं उन्हें इस स्तर तक कमजोर और डरपोक बना देती हैं कि वह दब्बू बन एकाकी जीवन जीने लगता है। यहां तक कि वह असफलता के भय से कांपने लगता है और किसी भी काम को करने के लिए तैयार नहीं होता। अंत में उसकी प्रवृत्ति चोरी से कार्य करने की बन जाती है।

5.

बेतरतीब ढंग से बढ़े हुए पौधों को माली काट-छांट कर सजाता-संवारता है। उन्हें संतुलित बनाता है। बढ़े हुए बालों को भी विन्यास कर सजाया-संवारा जाता है। रास्ते से भटके हुए बच्चों को भी फिर से संभालने के लिए उन्हें थोड़ी सी प्रताड़ना, रोक-टोक बहुत आवश्यक होती है। इस विषय में यह कहकर उनसे पल्ला झाड़ लेना उचित नहीं कि 'अपना भला-बुरा खुद समझो, क्योंकि इस प्रकार की उपेक्षा उनके लिए बड़ी खतरनाक सिद्ध होगी। बच्चों की अनुचित, भ्रामक और गलत सोच पर रोक-टोक अवश्य लगाएं।

6.

नैतिकता, संबंधों और साधनों की पवित्रता का सामाजिक और पारिवारिक जीवन में अपना महत्व है। अतः इस महत्व को किसी भी स्तर पर कम न आंकें। जब सामाजिक वर्जनाओं और नैतिक मूल्यों की अनदेखी की जाती है, तो अवैध संबंधों की स्थापना हो जाती है। ऐसे संबंध चाहे विवाह पूर्व के हों अथवा विवाह के बाद के अनैतिक संबंधों में वहीं फसते हैं, जो सामाजिक वर्जनाओं का ख्याल नहीं रखते। ऐसे बच्चों का भविष्य तो असुरक्षित होता ही है, उनमें मानसिक हीनता भी इतनी अधिक बढ़ जाती है कि उनके सामने आत्महत्या के सिवाय और कोई विकल्प नहीं बचता। इसलिए इस विषय में बच्चों की सोच इतनी पारदर्शी बनाएं कि वे मानसिक रूप से कहीं भी अपने आपको कमजोर, हीन और अनैतिक अनुभव न करें।

7.

मनोवैज्ञानिकों का कथन है कि बच्चे सबसे अधिक प्रसन्नता का अनुभव अपने परिवार में ही करते हैं। विभिन्न पर्वों पर जब पूरा परिवार आ कर एक साथ मिल बैठता है, तो बच्चों की स्नेहिल भावनाओं को पंख लग जाते हैं। इसलिए अपने बच्चों को परिवार से जोड़ कर रखें। इस जुड़ाव को अधिक मजबूती प्रदान करने के लिए एक-दूसरे से सहयोग करें। समर्पित भाव से जुड़ें। अपने-अपने स्तर पर एक-दूसरे को उपहार दें। विश्वास प्राप्त करें।

8.

पति-पत्नी के तनावों का प्रभाव बच्चों की मानसिकता पर अच्छा नहीं पड़ता। वह दिन भर घर से दूर रह कर अपना समय पास करना चाहता है। इसलिए आप यह कभी भी अनुभव न करें कि बच्चा अभी बच्चा ही है। वह यह सब क्या जाने? मनोवैज्ञानिक फ्रायड के अनुसार 'वह सब समझता है।' स्नेह, ममता, आत्मीयता, घृणा, क्रोध सबका बच्चे के मन पर प्रभाव पड़ता है। ये सब भाव ही उसकी मानसिकता को अच्छा अथवा बुरा बनाते हैं। परिवार का स्नेहिल वातावरण बच्चों को चोरी करने के लिए मना करता है, जब कि तनावग्रस्त वातावरण सब कुछ करने के लिए प्रेरित करता है। यहां तक कि वह ऐसे वातावरण से भाग जाना चाहता है। तनावपूर्ण वातावरण के कारण ही बच्चे प्रायः घर से भागते हैं।

9.

बच्चे अपने माता-पिता में अपनी कल्पनाओं की एक श्रेष्ठ छवि देखते हैं। इस छवि को ही वे दूसरों के सामने गर्व के साथ प्रस्तुत करना चाहते हैं। सलोनी का यह कथन कि 'मम्मी, तुम अच्छी साड़ी पहन कर हमारे स्कूल आना,' इस बात को प्रदर्शित करता है कि बच्चों के मन में अपने अभिभावकों को श्रेष्ठ प्रदर्शित करने की इच्छा होती है। आप उनकी इस कल्पना को कहीं भी बौना न होने दें। बच्चे आपकी छवि पर गर्व करते हैं। आपकी बात का प्रभाव होना चाहिए, जिससे आपके बच्चे तो प्रभावित हों ही, साथ ही उनकी मित्र-मंडली पर भी इसका सकारात्मक प्रभाव पड़े।

10.

अधिकांश संपन्न परिवारों में बच्चों के साथ अति लाड़-प्यार का प्रदर्शन कर उसकी हर इच्छा, फरमाइश, जिद पूरी की जाती है। इसके परिणाम अच्छे नहीं निकलते। बच्चों के सामने अभावों को भी आने दें, ताकि वे अभावों में रहना सीखें। बच्चों से अपने पक्ष के समर्थन के लिए ज़िद छोड़ने की बात भी कहें। बच्चे जब अपनी ज़िद छोड़ते हैं तो वे परिवार से जुड़ते हैं। बच्चों को प्रलोभन देकर अपनी इच्छाओं की पूर्ति न कराएं। प्रलोभन पाकर बच्चों की इच्छाएं बढ़ती हैं और इस प्रकार की बढ़ी हुई इच्छाएं उन्हें अनुचित समझौतों के लिए मानसिक रूप से तैयार करने में सहायक बनती हैं। इससे बच्चों में स्वार्थ आ जाता है और उनकी सोच विकृत होने लगती है।

11.

अकसर माताएं 'मां' होने की दुहाई देकर अपनी कमजोरियों का प्रदर्शन कर बच्चों की अनुचित इच्छाओं के सामने समर्पण कर देती हैं। इस प्रकार का समर्पण बच्चों को घमंडी, सनकी और क्रूर बनाता है। इसलिए मां के डांटने पर पिता को अथवा पिता के डांटने पर मां को बच्चे का पक्ष नहीं लेना चाहिए। इस प्रकार का व्यवहार और पक्षपात बच्चे की भावनाओं को हिंसक बनाता है और वे मां-बाप की परवाह न करते हुए उन्हें अपना प्रतिद्वंद्वी समझने लगते हैं। मां-बाप के प्रति बढ़ता अविश्वास उन्हें उन सीमाओं तक बिगाड़ देता है, जहां अभिभावक ही बेटे को कोसने लगते हैं।

12.

यह बात सिद्ध हो चुकी है कि बच्चों को मार-पीट कर प्रताड़ित अथवा अपमानित कर सीधे रास्ते पर नहीं लाया जा सकता। इसलिए उनकी किसी गलती, बुरी आदत अथवा व्यवहार के लिए उन्हें मार-पीट कर ठीक न करें। बच्चों की किसी भी खराब अथवा गंदी आदत, बात, रहस्य, बुराई का पता चल जाने पर उन्हें रंगे हाथों पकड़ने और अपमानित करने के स्थान पर अपनी ओर से सहनशीलता, मानसिक उदारता का परिचय दें। आपकी यह सहनशीलता ही बच्चों को सुधरने के अवसर और सोच प्रदान करेगी। ऐसे सुधरे बच्चे खरे सोने के समान होंगे, क्योंकि वे संघर्षों के बाद स्वयं सुधरे हैं।

13.

वैचारिक मतभेदों अथवा अन्य कई कारणों से अधिकांश घरों में कभी-कभी युवाओं और अभिभावकों में बोल-चाल बंद हो जाती है। यदि कभी आपस में बोलते भी हैं, तो तलवार की धार की तरह बोलते हैं। इस प्रकार की मानसिक सोच से ऊपर उठें। लड़के चाहे कितने ही बड़े क्यों न हो जाएं, मां-बाप के लिए लड़के ही बने रहते हैं और संवादहीनता की स्थिति दोनों में गलतफहमियां, पूर्वाग्रही सोच बढ़ाती है। मनमुटाव बढ़ता है। इसलिए संवादहीनता की स्थिति कभी भी निर्मित न होने दें। ठहरा हुआ पानी भी सड़ांध देने लगता है, फिर संवादहीनता तो परस्पर विश्वास को घटाती है। गलतफहमियों को बढ़ाती है। इसे किसी भी समस्या का समाधान न मानें। हमेशा बच्चों से उसकी प्रगति की जानकारी लेते रहें। इससे आपसी विश्वास बढ़ेगा और समस्याएं कम होंगी।

इस क्रम में बच्चों को चाहिए कि यदि वे अभिभावकों से अधिक सहयोग लेना चाहते हैं, तो अपनी सभी सफलताओं, उपलब्धियों, और प्रगति का श्रेय अभिभावकों को दें। 'मां का आशीर्वाद', 'पिता का स्नेह' कह कर हमेशा उनके प्रति कृतज्ञता ज्ञापित करें। इससे जहां बच्चों को सफलता के नए मुकाम मिलेंगे, वहीं उन्हें दूसरों की शुभकामनाएं भी प्राप्त होंगी।

14.

बच्चे बड़े महत्वाकांक्षी होते हैं, लेकिन वे यह भूल जाते हैं कि छोटी-छोटी सफलताओं और खुशियों का भी अपना महत्व होता है। इसलिए बड़ी खुशियों के फेर में छोटी खुशियों, छोटी सफलताओं को नजरअंदाज न करें। जब छोटी-छोटी सफलताएं

हासिल होने लगती हैं, तभी बड़ी सफलता प्राप्त होती है। इसलिए जो सुलभ है, उसे अवश्य प्राप्त करें। जो सुलभ नहीं है, उसके अभावों का रोना रोते रहने से वैसे भी कल के तेरह से आज के नौ अच्छे होते हैं।

15.

अच्छे मां-बाप के बच्चे अच्छे होते हैं, इस आदर्श को स्वीकार करते हुए आप स्वयं अच्छे बनें। बच्चे तो आपका अनुसरण कर स्वयं अच्छे बनेंगे। आपकी कथनी और करनी का साम्य बच्चों को कभी भी बिगड़ने नहीं देगा, इस विषय में एक मत है कि पहले मां-बाप बिगड़ते हैं, फिर बच्चे बिगड़ते हैं।

16.

स्टेटस सिंबल को प्रदर्शित करने वाली पार्टियों का आयोजन आज के प्रगतिशील जीवन का एक हिस्सा है। अकसर देर रात तक चलने वाली इन पार्टियों में स्वच्छंदता के कुछ ऐसे भोंडे प्रदर्शन होने लगे हैं, जिनका प्रभाव बच्चों की मानसिकता पर अच्छा नहीं पड़ता। अनैतिक आचरणों को प्रोत्साहन देने वाली ये पार्टियां बच्चों को बिगाड़ने की उस सीमा तक ले जाती हैं, जहां से वापसी कठिन हो जाती है।

17.

आर्थिक संपन्नता बच्चों की मानसिकता को विकृत करती है। इसलिए अभिभावक बच्चों को केवल उतनी ही आर्थिक स्वतंत्रता प्रदान करें, जितनी कि उनके कैरियर बनाने के लिए आवश्यक हो। बच्चों में बचत की आदत डालें। वे अपनी आर्थिक संपन्नता, प्रभाव अथवा शक्ति का उपयोग अनुचित साधनों पर न करें। अपने से कमजोरों के प्रति सहिष्णुता का व्यवहार ही बच्चों की सोच को अच्छा बनाता है।

18.

बच्चों की भावनाओं, विचारों और व्यवहारों को प्रतिशोधी होने से बचाएं। इस प्रकार के विचारों का कहीं कोई अंत नहीं होता और ऐसी सोच व्यक्ति की प्रगति में सदैव बाधक बनी रहती है, क्योंकि उसका अधिकांश समय दूसरों के प्रति अनिष्ट की कल्पनाओं में व्यतीत होता है। वह स्वयं अपने बारे में कुछ भी नहीं सोच पाता। अतः अभिभावकों को चाहिए कि न तो वे स्वयं और न अपने बच्चों के मन में इस प्रकार की भावनाओं को पनपने दें।

19.

बच्चों के प्रति जब अभिभावक अपने दायित्वों का निर्वाह करते हैं, तो निर्वाह की यह भावना ही बच्चों में संस्कार के रूप में पैदा होती है। अतः परिवार के बच्चों में यह भावना कूट-कूट कर भर दें कि उनके परिवार और परिवार के सदस्यों के प्रति कुछ नैतिक दायित्व हैं, इन दायित्वों का निर्वाह करके ही वे पूर्ण आत्मिक और मानसिक संतुष्टि का अहसास कर सकते हैं। परिवार के सदस्य चाहे मां हो अथवा बहन, छोटा भाई हो अथवा भाभी जब तक उन्हें अपने पारिवारिक दायित्वों का अहसास रहेगा, वे पारिवारिक, अपेक्षाओं के अनुरूप बने रहेंगे।

20.

सामाजिक और पारिवारिक जीवन में आपका स्तर चाहे जो भी हो, हमेशा यह जानने का प्रयास करें कि आपकी अंतरआत्मा आप से क्या कह रही है? आपको यह जान कर आश्चर्य होगा कि आपने जब भी अपने आप को टटोल कर देखा होगा, आपको अपने मन की आवाज सुनाई दी होगी और वह आवाज कभी भी गलत नहीं होगी। अतः आप अपने सभी निर्णय इस अंतरमन की आवाज के अनुसार ही करें। ये निर्णय आपको कभी भी सामाजिक अथवा पारिवारिक आलोचना का केंद्र नहीं बनने देंगे।

21.

आप चाहे अभिभावक हों अथवा बच्चे, इस बात का ध्यान रखें कि आप सिर्फ अपने आप को बदल सकते हैं, दूसरों को बदलने, झुकाने, सहमत कराने के लिए केवल स्नेह भरा अनुरोध और आग्रह ही करें। किसी भी प्रकार का दुराग्रह अपने मन में न पालें। दूसरों को सहमत न कर पाने के कारण दुःखी होने के स्थान पर यह सोचें कि यह तो उसकी आदत है। इस विषय में आप भी उस साधु की सीख अपनाएं, जो डूबते हुए बिच्छू को बार-बार बचाता था और बिच्छू हर बार उसे डंक मार देता था। तभी एक सज्जन ने कहा, ''जब यह नहीं बचना चाहता, तो तुम इसे क्यों बचाना चाहते हो?'' साधु बोला, ''जब यह अपने धर्म को नहीं छोड़ रहा (काटना इसका धर्म है), तो फिर मैं अपने धर्म से पीछे क्यों रहूं?'' बच्चों को सुधारने के संबंध में कुछ ऐसी ही सोच अपनाएं।

22.

अपनी और अपने परिवार की जीवन शैली (लाइफ स्टाइल) को सहज, सरल, सामान्य और शांत बनाएं। हाई-फाई बनने की सोच आपके जीवन को समस्याग्रस्त बनाएगी और आप न चाहते हुए भी कई प्रकार की निराशाओं, परेशानियों, अवसादों से घिर जाएंगे। इसका सबसे अधिक प्रभाव बच्चों पर ही पड़ेगा।

23.

आप चाहे जिस आर्थिक क्रिया में व्यस्त हों, एक निर्धारित समय सीमा के बाद अपने काम को खत्म कर अथवा समेट कर बचे हुए काम को व्यवस्थित कर जल्दी घर आने की सोचें। परिवार से जुड़ें। अच्छा हो शाम का समय परिवार के सदस्यों के साथ घर, पार्क अथवा घूमने में बिताएं।

24.

अपने बाहरी तनावों को घर के लोगों पर व्यक्त न करें, बल्कि खुले आकाश के नीचे, कुर्सी अथवा जमीन पर बैठ कर चटाई बिछा कर, शरीर ढीला कर, आंखें बंद कर कुछ देर तक लेटे रहें। इससे, आप तनावों से मुक्त होंगे और परिवार से जुड़ सकेंगे।

25.

लड़कों में विश्वास जाग्रत करें, इससे वे अपनी समस्याओं से अकेले नहीं जूझेंगे। अपनी समस्याओं पर अपने किसी नजदीकी रिश्तेदार, मित्र अथवा शुभचिंतक से विचार-विमर्श कर समाधान निकालें। उनकी सलाह लें, उनके 'मोरल स्पोर्ट' को सहर्ष होकर स्वीकारें।

26.

बच्चों से संबंधित या परिवार के किसी अन्य प्रिय जन से संबंधित या स्वयं अपने बारे में अच्छी या बुरी खबर पाकर विचलित अथवा उत्तेजित न हों। ऐसी किसी भी बात को सुनकर स्थिर और शान्त मन से सोचें। आगे की योजना बनाएं। आपको कौन कितना और क्या सहयोग दे सकता है, उस पर सोचें, तब कोई कदम उठाएं। हम आपको बता दें कि यदि जीवन में मुश्किलें हैं, कठिनाइयां और दुःख हैं, तो सुख भी कम नहीं। समाधान भी अनेक हैं। राहें भी सरल हैं।

27.

अपने काम, अपनी समस्याएं, अपनी परेशानियों को कल पर न छोड़ें, क्योंकि कल पर टाली गईं परेशानियां आपको आज भी कुछ नहीं करने देंगी। कार्य अथवा समस्याओं के कारण मन में उपजी हुई दुश्चिंताएं आपका आज भी खराब करेंगी और कल के बारे में सोच-सोचकर आपकी निराशाएं ही बढ़ाएं।

28.

बच्चों के भविष्य को लेकर अपने मन के कैनवास पर भविष्य के डरावने चित्र न बनाएं। जीवन का हर क्षण अच्छा और बुरा होता है। यदि विषम परिस्थितियों के कारण बच्चे में कुछ बिगाड़ आ गया है, तो आपका सहयोग उसे इस बिगाड़ से मुक्त भी करा सकता है। इस विषय में आपकी सोच सदैव सकारात्मक होनी चाहिए, ताकि बच्चा उसके अनुसार चल सके।

29.

अपने बच्चों की सोच स्मार्ट, गुड लुकिंग और लेटेस्ट होने दें। अपने इस दावे को प्रमाणित करने के लिए बच्चों को सहयोग दें। इसे असामान्य व्यवहार न समझें, न ही मानें।

30.

बच्चों के संबंध में अनजाने भय मन और मस्तिष्क में न आने दें। मौत की चिंता में अपनी वर्तमान खुशियों से मुंह मोड़ना मूर्खतापूर्ण सोच है। इतनी समझ बच्चों में भी पैदा करें।

31.

पूर्वाग्रही सोच के कारण मन में दुश्चिंताएं कभी-कभी बच्चों को इतना अधिक प्रभावित करती हैं कि वे भय के कारण मनोरोगी हो जाते हैं। इकलौते बच्चे के प्रति प्रदर्शित किया गया अभिभावकों का बेजा लाड़-प्यार बच्चों को डरपोक, भीरु और दब्बू बना देता है। वे काल्पनिक भय के आदी हो जाते हैं इससे बचाएं। उन्हें निडर, साहसी और आत्मविश्वास से भरपूर बनाने का प्रयत्न करें।

32.

बच्चों को उनकी खूबियों, विशेषताओं को उभारने के अवसर दें। उन्हें उचित प्रशिक्षण दिलाएं।

33.

अपने बच्चों के मन में किसी भी प्रकार की हीनता न पैदा होने दें। उनकी नकारात्मक सोच को प्रोत्साहन न दें। अपने बारे में कहना कि "मैं काला हूं...मैं मोटा हूं। मेरी आवाज भारी है। मेरे दांत अच्छे नहीं...लड़कियां मेरे बारे में क्या सोचती होंगी...?" इससे कुंठाएं उपजती हैं। अतः ऐसी सोच से बचाएं।

34.

बच्चों की सकारात्मक सोच को बढ़ावा देने के लिए उनसे उनकी असफलताओं की सूची बनवाएं। इस प्रकार की सूची बनाते-बनाते उनके मन से निराशा, हार, या असफलताओं का भय खत्म होने लगेगा। ध्यान रखें कि पिछले महीने की अपेक्षा इस महीने की सूची लंबी न हो। इस विषय में बच्चों को स्वयं ईमानदार बनाएं, उनकी ईमानदारी पर विश्वास करें।

35.

खुल कर हंसना, खुल कर बातचीत करना, सिर ऊंचा उठा कर चलना, दूसरों के विचारों को मान्यता देना निश्चय ही स्वस्थ सोच है। इससे बच्चों में आत्मविश्वास बढ़ता है।

36.

अपनी अंतर ऊर्जा को उभारें और क्षमताओं पर विश्वास करें। इस विश्वास के सहारे आगे बढ़ें, सफलताएं प्राप्त करें। अपनी सफलताओं को मूर्त्त रूप दें।

37.

'आई एम सॉरी' और 'एक्सक्यूज़ मी' कहना सीखें। यह कोई कमजोरी नहीं, न ही अपराध भाव है, बल्कि यह तो खुली सोच का व्यवहार है। दूसरों से जुड़ने की पहल है। इसे अपनाने में संकोच न करें। इससे आपकी विनम्रता प्रकट होती है।

38.

बेकार की बातों में समय और शक्ति नष्ट न करें। निरर्थक बातों पर बहस करना मूर्खता पूर्ण आचरण है। इससे चुप रहना बुद्धिमानी से पूर्ण व्यवहार है। अतः इसे स्थायी रूप से अपनाएं।

39.

जहां तक हो दूसरों की बुराई न करें। न ही बुरा सोचें। दूसरों के साथ की गई भलाई आत्म संतुष्टि प्रदान करती है। अशांत मन को शांति मिलती है। आप भी इसी भावना से दूसरों के साथ भलाई करें। दूसरों से जुड़ें।

40.

बीमारी अथवा कठिनाई में दूसरों की मदद अवश्य करें। दूसरों के गम में शामिल हों। आप चाहे जितने ही व्यस्त हों, इसके लिए पर्याप्त समय निकालें।

41.

जिनके पास बैठने से बच्चों को सुख मिलता हो, उनके पास अवश्य बैठें। घर के बुजुर्गों का सम्मान करें, उनकी हर वह इच्छा पूरी करें, जिसकी अपेक्षा वे आप से करते हैं।

42.

स्वयं को दूसरों से बेहतर, श्रेष्ठ, सुंदर, उच्च, बुद्धिमान, प्रतिभाशाली, धनी न समझें। इस प्रकार के विचार बच्चों को घमंडी बनाते हैं। हमेशा दूसरों से कुछ सीखने के लिए मानसिक रूप से तैयार रहें और सीखें।

43.

लोगों के संपर्क में आने के लिए तैयार रहें। कक्षा हो अथवा खेल का मैदान, मोहल्ले की रामलीला हो या रेल का सफर, लोगों से सहज-सरल ढंग से मिलें। उनके विचारों को समझें और अपने स्तर पर उनका सहयोग करें। इस संबंध में अति उत्साही होने की आवश्यकता नहीं।

44.

स्कूल, कैरियर संबंधी साक्षात्कार, प्रशिक्षण कक्षा, खेल का मैदान, कहीं भी देर से न पहुंचें। हमेशा समय के पाबंद रहें।

45.

आगे बढ़ने के लिए धीमे चलें। आंखें और दिमाग हमेशा खुला रखें।

46.

क्रोध को अपने पास न फटकने दें। क्रोध की आग में झुलसते व्यक्तियों के पल्ले हीनता के सिवाय कुछ नहीं आता।

47.

ख्वाब देखें, मगर उन्हें साकार करने के प्रयास भी तो करें।

48.

अपने निर्णय स्वयं लें। बच्चों को भी इतनी स्वतंत्रता अवश्य दें कि वे अपने निर्णय आप ले सकें। यदि उनके इन निर्णयों में आप सहयोग दे देते हैं, तो इससे उनका मनोबल बढ़ता है और वे अपने प्रयासों के प्रति चौकन्ने रहते हैं।

49.

बच्चों को सुविधाएं नहीं, प्रोत्साहन दें। लाड़ में आकर बच्चों को दिया गया जेब खर्च उनके लिए अभिशाप बन जाता है।

50.

बच्चों के अच्छे विचारों, प्रयासों, भावनाओं का सम्मान करें।

51.

अपनी और बच्चों की क्षमताओं, गुणों, आदर्शों में वृद्धि करें। ये गुण ही आपके जीवन में ज्ञान और सफलताओं का प्रकाश फैलाएंगे। बच्चों को कुल दीपक का सम्मान दिलाएंगे।

> जब कोई पक्ष (पति-पत्नी-पिता-पुत्र) अपना अहम छोड़ कर टूटे संबंधों को जोड़ने की पहल करता है, तो कोई हारता नहीं। हां, दोस्ती और संबंध और अधिक घनिष्ठ बन जाते हैं।
>
> —शीला सलूजा

● ● ●

अन्त में....

हम आशा करते हैं कि प्रस्तुत पुस्तक में आपकी सम्पूर्ण जिज्ञासाओं का समाधान हो गया होगा। अपनी अन्य जिज्ञासाओं के समाधान हेतु आप हमारे यहाँ से प्रकाशित कोई दूसरी पुस्तक लेकर अपने ज्ञान में वृद्धि कर सकते हैं।

आत्म–विकास/व्यक्तित्व विकास

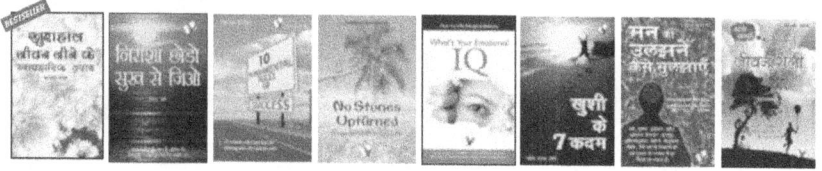

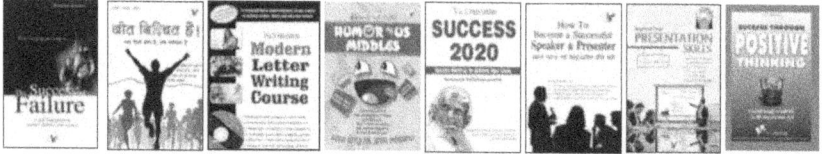

Also Available in Hindi

Also Available in Hindi

Also Available in Kannada, Tamil

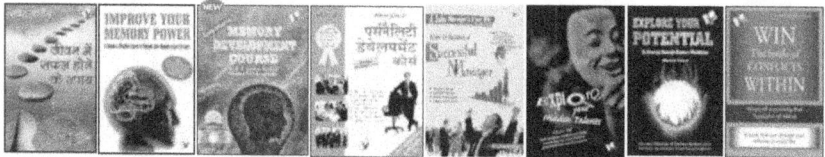

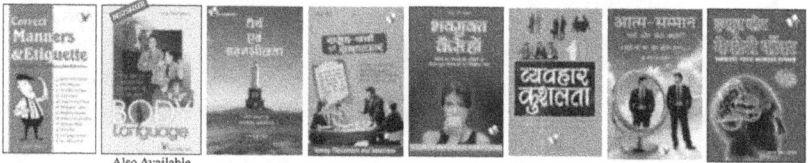

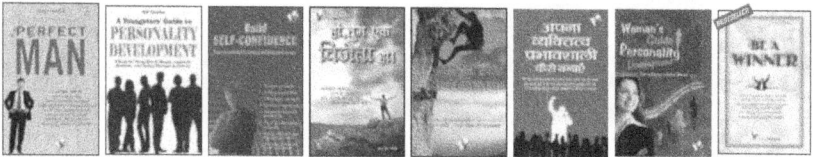

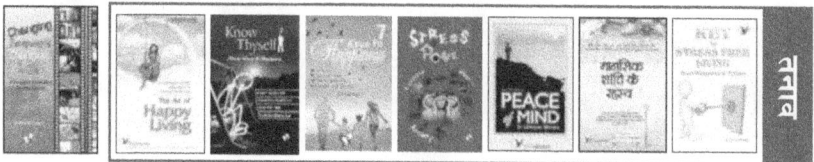

Also Available in Kannada

Also Available in Kannada

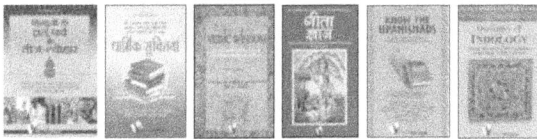

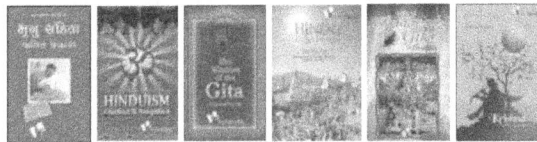

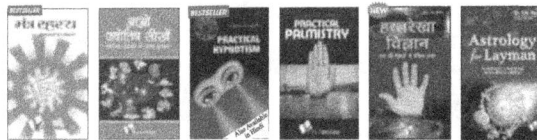

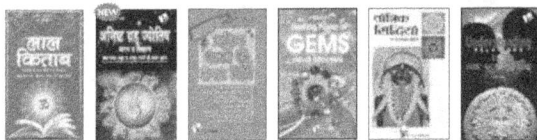

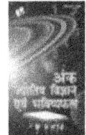

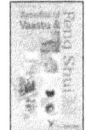

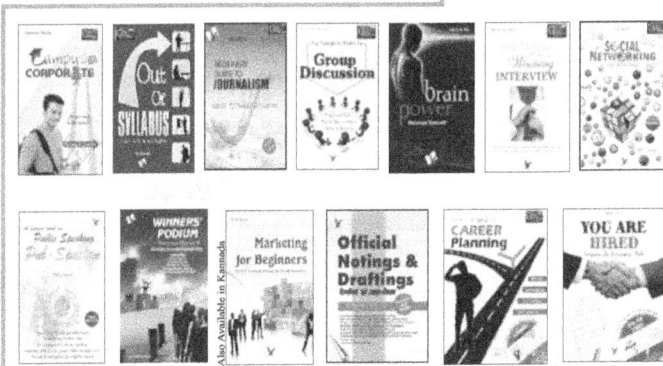

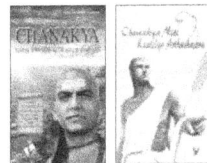

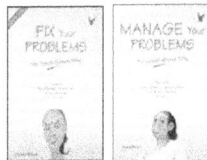

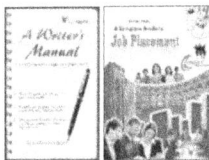

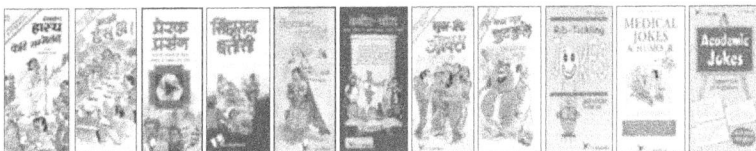

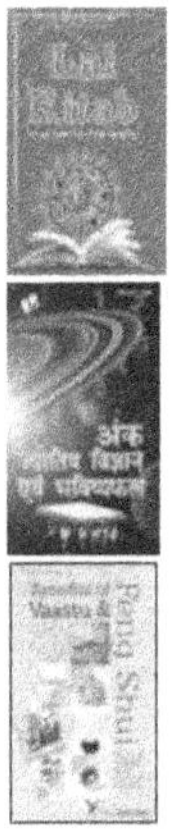

क्विज़ बुक

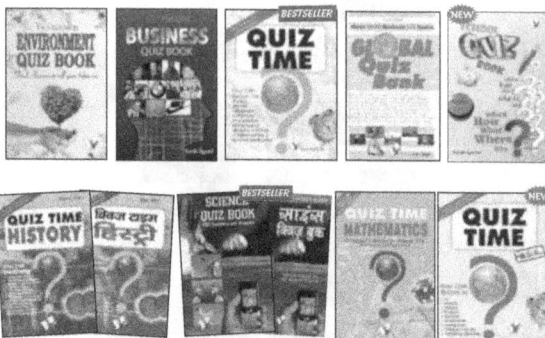

एक्टिविटीज बुक	उद्धरण/सूक्तियाँ

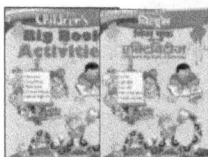 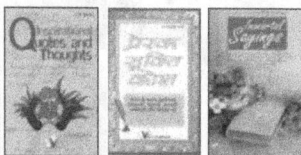

आत्मकथा

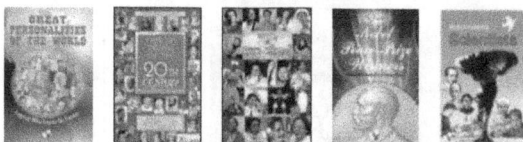

आई ई एल टी एस टेक सीरीज

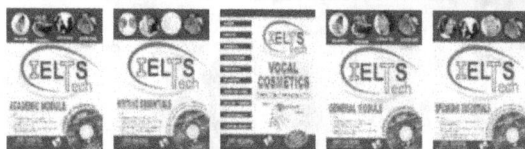

कम्प्यूटर्स बुक

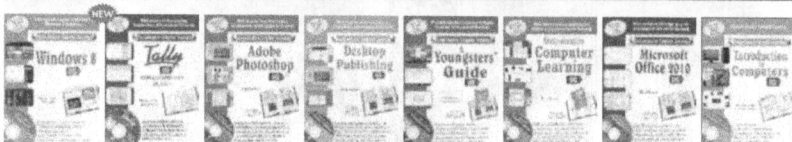

Also available in Hindi   Also available in Hindi

इंग्लिश इम्प्रूव

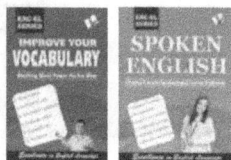

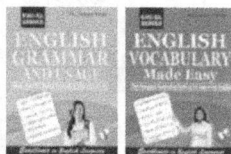

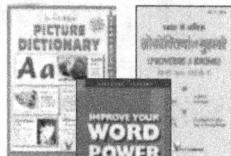

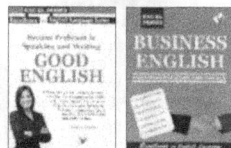

चिल्ड्रेंस साइंस लाइब्रेरी

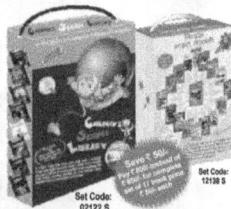

Set Code:
12138 S

Set Code:
02122 S

हमारी सभी पुस्तकें www.vspublishers.com पर उपलब्ध हैं

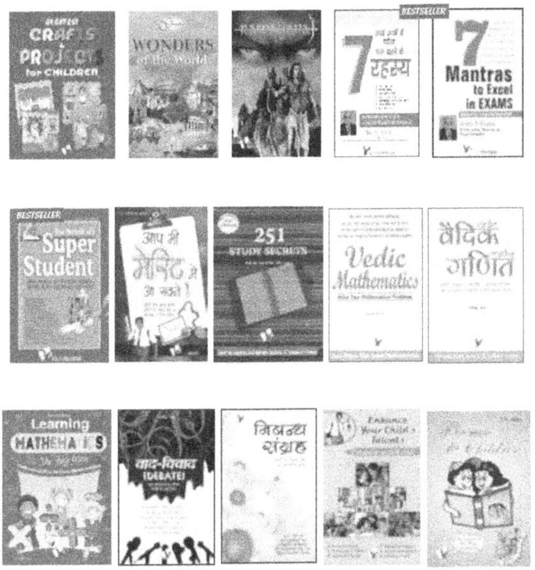

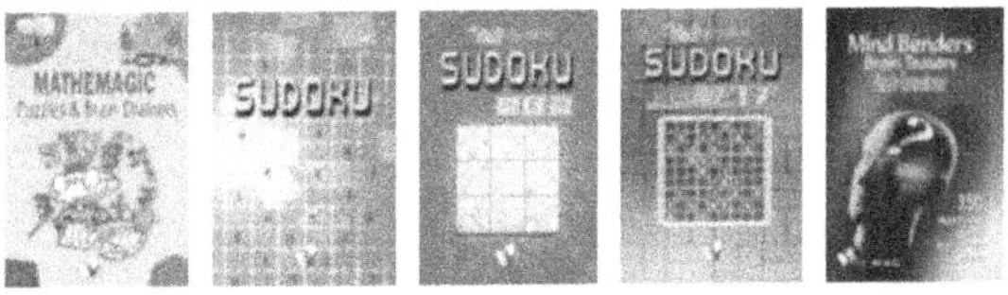

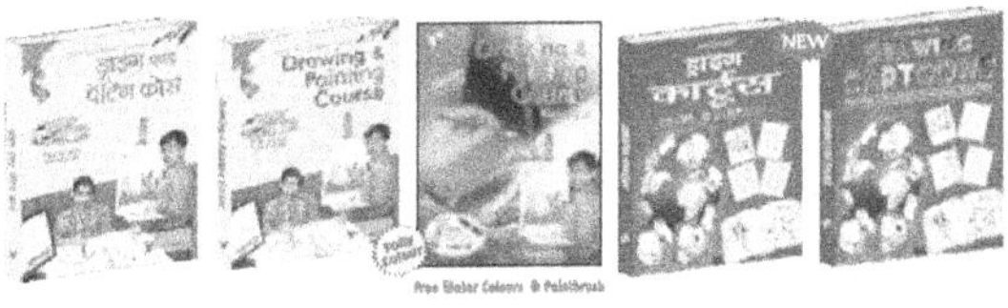

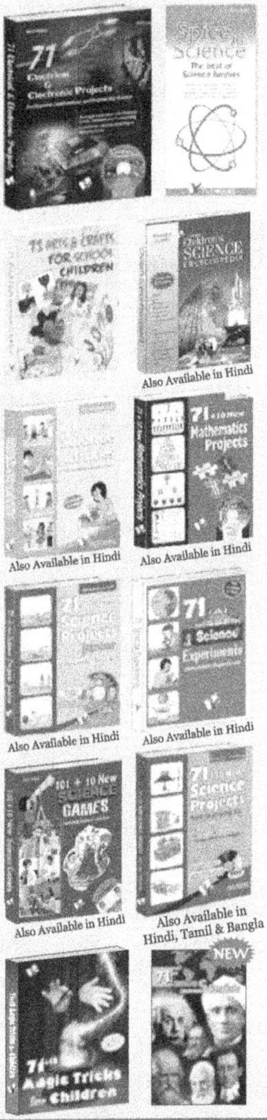

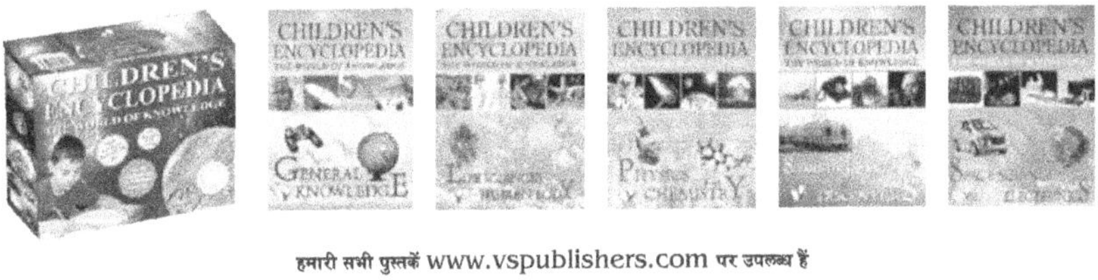

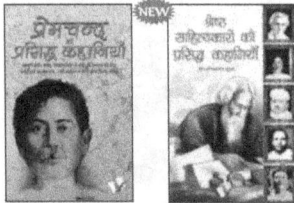
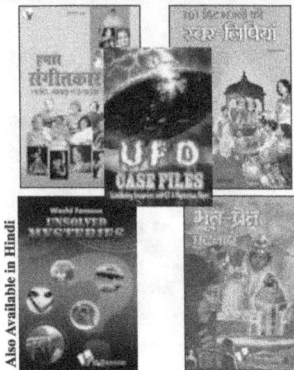
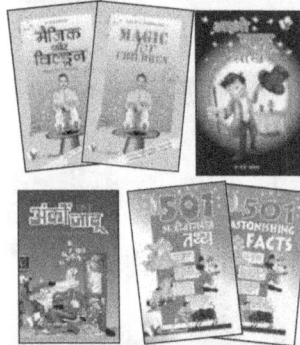
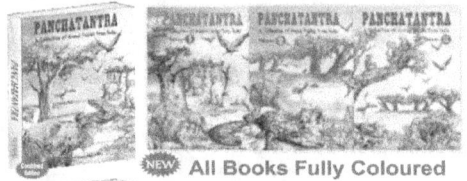
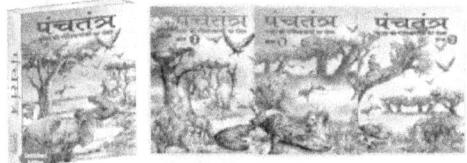
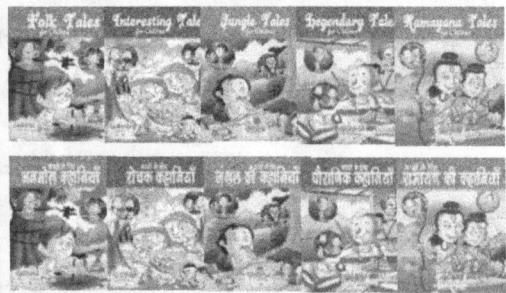
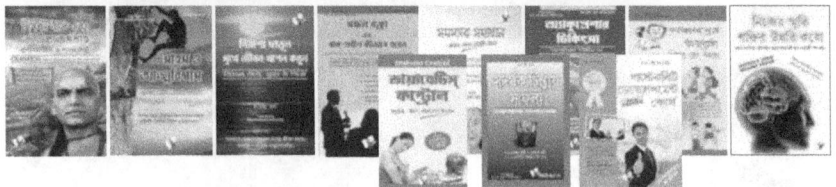

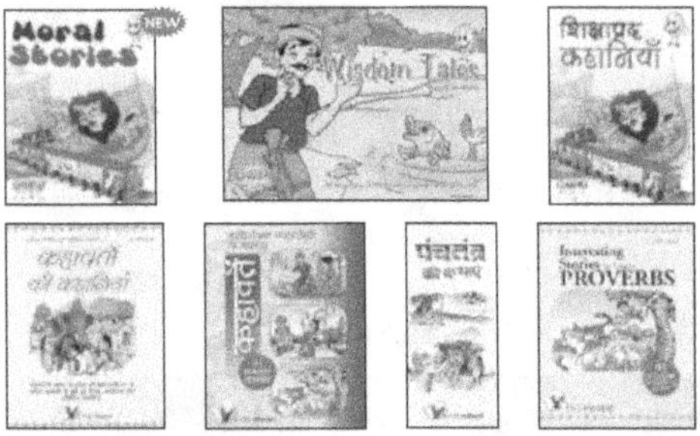

माता–पिता विषयक/बाल–विकास

परिवार एवं कुटुम्ब

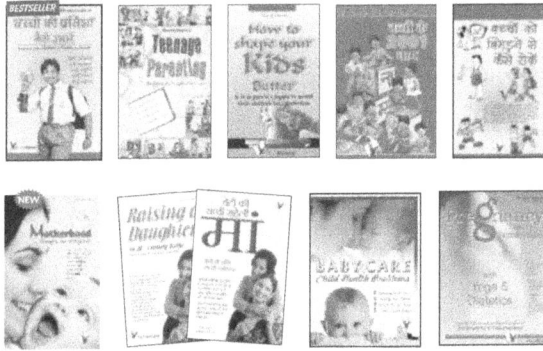

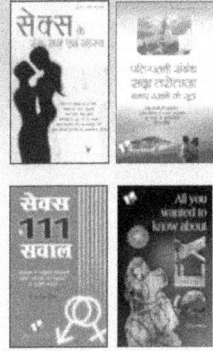

पाक–कला/खान पान

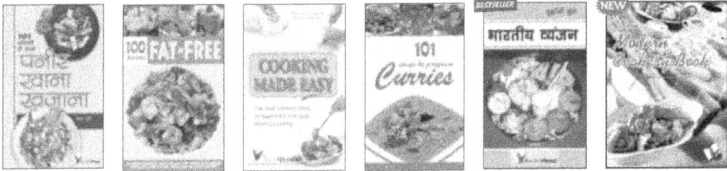

Also available in Hindi

घर की देखभाल

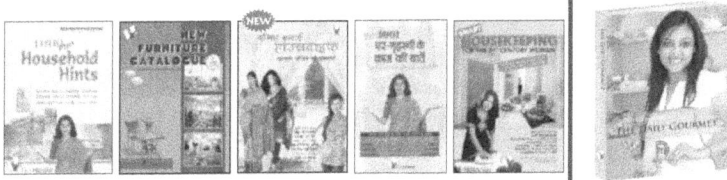

सौंदर्य की देखभाल

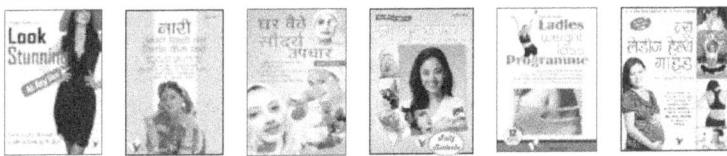

क्लासिक सीरीज

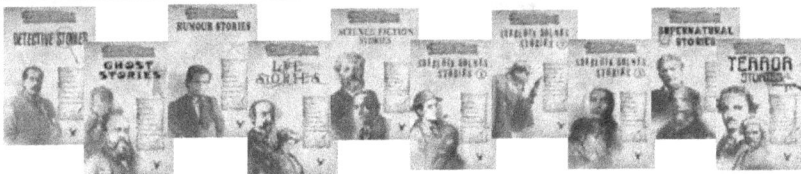

हमारी सभी पुस्तकें www.vspublishers.com पर उपलब्ध हैं

सामान्य स्वास्थ्य/सौंदर्य देखभाल

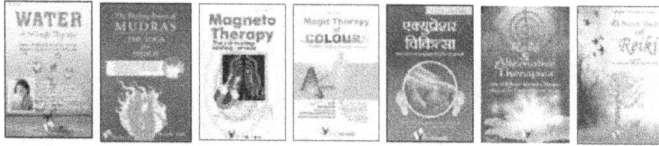

बॉडी फिटनेस

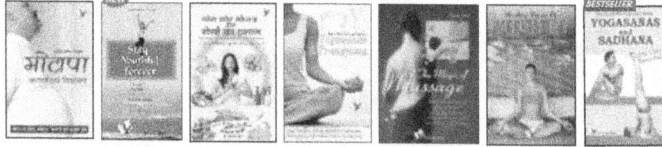

परफेक्ट हेल्थ/आयुर्वेद

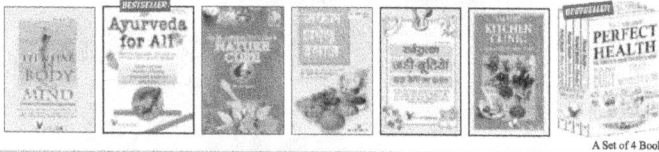

A Set of 4 Books

स्वास्थ्य सम्बन्धी/सामान्य बीमारियाँ

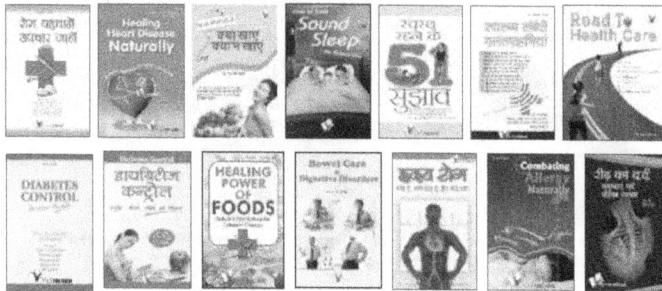

अन्य भाषाएं

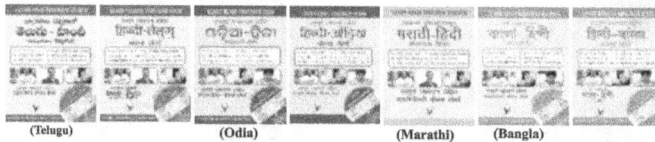

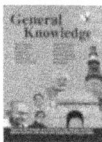

(Telugu) (Odia) (Marathi) (Bangla)

विविध पुस्तकें

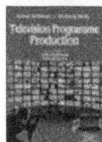

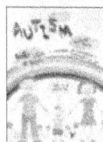

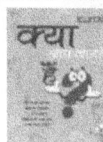

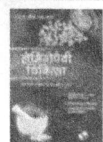

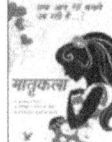

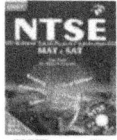

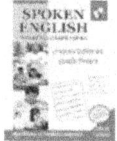

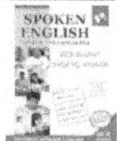

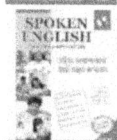

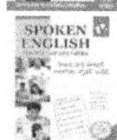

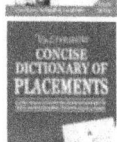

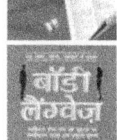

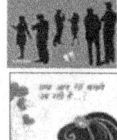

हमारी सभी पुस्तकें www.vspublishers.com पर उपलब्ध हैं

www.ingramcontent.com/pod-product-compliance
Lightning Source LLC
Chambersburg PA
CBHW070911280326
41934CB00008B/1673
* 9 7 8 9 3 5 0 5 7 6 1 9 9 *